大医释问丛书

一本书读懂月经病

主编 李淑萍

中原农民出版社
·郑州·

图书在版编目（CIP）数据

一本书读懂月经病 / 李淑萍主编 . — 郑州：中原农民

出版社，2021.5
　（大医释问丛书）
　ISBN 978-7-5542-2410-6

　Ⅰ.①一… Ⅱ.①李… Ⅲ.①月经病-防治-问题解答
Ⅳ.①R711.51-44

中国版本图书馆CIP数据核字（2021）第065396号

一本书读懂月经病
YI BEN SHU DUDONG YUEJINGBING

出　版　人：刘宏伟
策划编辑：刘培英
责任编辑：吕珍奇　莫　为
责任校对：尹春霞
责任印制：孙　瑞
装帧设计：杨　柳

出版发行：中原农民出版社
　　　　　地址：郑州市郑东新区祥盛街 27 号 7 层　　邮编：450016
　　　　　电话：0371-65788677（编辑部）　　　0371-65713859（发行部）
经　　销：全国新华书店
印　　刷：新乡市豫北印务有限公司
开　　本：710mm×1010mm　1/16
印　　张：7
字　　数：100 千字
版　　次：2021 年 5 月第 1 版
印　　次：2021 年 5 月第 1 次印刷
定　　价：32.00 元

编委会

内容提要

月经病是女性的常见病，可伴随女性大半生，给女性带来身心两方面的痛苦。为了帮助女性朋友预防和治疗月经病，特聘请长期从事妇科工作、具有丰富临床经验的专家编写本书，以问答的形式和通俗生动的语言向读者介绍月经病的相关知识。书中所提出的问题都是人们最关心、最常见、最具代表性的问题。本书详细介绍了月经的正常生理、月经异常及相关问题、崩漏、闭经、痛经、卵巢功能早衰、月经病的中医治疗和保健等内容。全书文字简明，突出了对月经病专病的讲解，适合广大读者阅读。愿本书能为女性读者朋友答疑解惑，帮助她们科学保养身体、保护自己，预防月经病的发生，拥有健康美丽的人生。

目 录

月经的正常生理

月经异常及相关问题

崩漏

闭经

痛经

卵巢功能早衰

月经病的中医治疗和保健

参考文献

月经的正常生理

1 女性的一生要经历哪些时期？各有哪些特点？

女性从胚胎形成到衰老，是一个渐进的生理过程，每个生理阶段都有不同的特点。中医古籍《黄帝内经》中就有以"七岁"为律按女性各年龄阶段生理变化分期的记载："女子七岁，肾气盛，齿更发长；二七而天癸至，任脉通，太冲脉盛，月事以时下，故有子；三七，肾气平均，故真牙生而长极；四七，筋骨坚，发长极，身体盛壮；五七，阳明脉衰，面始焦，发始堕；六七，三阳脉衰于上，面皆焦，发始白；七七，任脉虚，太冲脉衰少，天癸竭，地道不通，故形坏而无子也。"中医认为，肾气的盛与衰，天癸的至与竭，主宰着女性的生长、发育、生殖与衰老的过程。现代生活条件和古代不同，分期的时间上略有差异。现代女性生理特点可分为7个阶段：

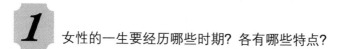

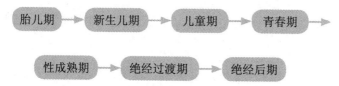

（1）胎儿期：是指妊娠8周至出生为止的时期。胚胎在4～8周时，"女宝宝"的生殖器官开始分化发育。12周时，"女宝宝"胚胎的外阴已初具成型，这段时间是女性生殖器官发育的关键时期，如果受到干扰，就有可能发育异常，出现畸形。

（2）新生儿期：是指出生至出生后1个月的时期。该时期"女宝宝"离开母体，呼吸、循环、消化等功能逐步完善。这时，除了要注意喂养、保暖等新生儿护理外，还应注意外生殖器的护理。

另外，新生儿期女婴发育还有以下特点：

◎ 新生儿期女婴受母体雌激素的刺激，乳房会略微肿胀，分泌少量的乳汁。

◎ 处女膜肿胀，呈紫红色，微突于外阴裂隙。

◎ 阴唇软，为圆形，丰满，外阴可能会覆盖着白色凝乳状或黏液状的分泌物，有时会有少量血性分泌物。

上述都是正常的生理现象，通常在出生后 1 周消失。

（3）儿童期：是指出生后 4 周至 12 岁的时期。女性儿童期早期（8 岁前），下丘脑 - 垂体 - 卵巢轴为抑制状态，雌激素低，生殖器官处于幼稚形态。女性儿童期后期（8 岁后），下丘脑 - 垂体 - 卵巢轴抑制解除，卵巢发育并分泌少量性激素，但仍不成熟。第二性征开始发育，逐步呈现女性体态特征。

（4）青春期：是指女性的性器官开始发育，第二性征出现至生殖功能完全成熟的一段时间，相当于中医学的"二七"至"三七"之年。此期女性的各组织器官由稚嫩走向发育成熟，功能逐渐健全。第二性征是指除生殖器官以外，女性所特有的征象，比如乳房隆起、皮下脂肪丰满、骨盆宽大、音调变高等。

青春期女孩从 9 ～ 12 岁开始，到 18 ～ 20 岁结束。青春期又可细分为3 个时期：

1）青春早期：9 ～ 12 岁，从第二性征出现至月经初潮，表现为身体的快速生长。

2）青春中期：13 ～ 16 岁，以性器官及第二性征发育为主，出现月经初潮开始，以第二性征发育成熟为止。

3）青春晚期：17 ～ 20 岁，自第二性征发育成熟至生殖功能完全成熟、身高增长停止，表现为有周期性的月经。青春期的主要生理变化为身高、体重迅速增长，各脏器功能逐渐成熟等。

（5）性成熟期：是指女性卵巢生殖功能及内分泌功能最旺盛的时期，也称生育期，通常从 18 岁左右开始，历时约 30 年，即中医学的"三七"至"七七"之年。此期女性的卵巢功能成熟，出现周期性排卵和分泌性激素，生殖器官及乳房在卵巢激素作用下发生周期性的变化。在这个时期，女性生殖功能经历成熟、旺盛及开始衰退的生理过程。

（6）绝经过渡期：是指女性从绝经前的生育期走向绝经的一个过渡时期，即女性的卵巢功能走向衰退直至终止的时期。80%的女性绝经年龄在44～54岁，中国女性平均绝经年龄为49.5岁，这与《黄帝内经》提出的"七七"断经的年龄是一致的。

绝经过渡期又分为绝经过渡期早期和绝经过渡期晚期。女性进入绝经过渡期早期的标志是40岁以上的妇女在10个月之内发生2次相邻月经周期长度的变化≥7天；女性进入绝经过渡期晚期的标志是月经周期长度超过原月经周期2倍以上。

（7）绝经后期：是指女性绝经后的生命时期，即女性末次月经后至生命终止的时期。其中，女性60岁后称为老年期，此期女性的卵巢功能完全衰竭，雌激素降低，生殖器官进一步萎缩；此期易发生和绝经期相关的疾病，如骨质疏松、阴道炎、萎缩性尿道炎等，甚至出现一些老年性疾病，如心血管疾病、脑血管疾病等。

2 女性生殖系统有哪些器官？

女性生殖系统包括内生殖器、外生殖器及其相关组织。

（1）女性外生殖器：是指女性生殖器官的外露部分，又称外阴。位于两股之间，前面为耻骨联合，后面以会阴为界，包括阴阜、大阴唇、小阴唇、阴蒂、阴道前庭等。

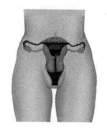

（2）女性内生殖器：包括阴道、子宫、输卵管及卵巢等。

1）阴道：位于真骨盆下部中央，呈上宽下窄的管道，前壁长7～9厘米，与膀胱和尿道相邻；后壁长10～12厘米，与直肠贴近。阴道为性交器官、月经分泌物排出及胎儿娩出的通道。

2）子宫：成人的子宫为前后略扁的倒置梨形，重50～70克，长7～8厘米，宽4～5厘米，厚2～3厘米，宫腔容量5毫升。子宫上部较宽部分为宫体，其上部隆突部分为宫底，两侧为宫角，子宫下部成圆柱形，为宫颈。子宫壁厚腔小，以肌肉覆着为主要特征。腔内覆盖黏膜，称子宫内膜，为女性产生月经、孕育胎儿的场所。

3）输卵管：是卵子与精子结合的场所，也是运送受精卵的管道。输卵管是一对细长而弯曲的管，位于子宫阔韧带的上缘内，内侧与宫角相连通，外端游离，与卵巢接近，全长 8～14 厘米。根据输卵管的形态由内向外可分为 4 部分：间质部、峡部、壶腹部和伞部。

4）卵巢：为一对扁卵圆形的性腺，具有生殖和内分泌的功能，即产生和排出卵细胞，分泌性激素。女性青春期前，卵巢表面光滑；青春期开始排卵后，卵巢表面逐渐凹凸不平；绝经后卵巢萎缩变小变硬。成年女性的卵巢约 4 厘米 ×3 厘米 ×1 厘米，重 5～6 克，呈灰白色。

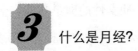 **什么是月经?**

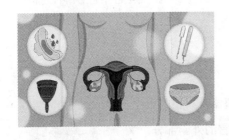

月经是由子宫内膜有规律周期性地增厚、螺旋化、脱落及出血引发的一种正常的生理现象。它是女性生殖器官成熟的标志之一，需要依赖下丘脑 - 垂体 - 卵巢轴的协调和子宫内膜对性激素的周期性反应来支持，俗称例假、大姨妈。月经有规律地出现是女性生殖功能成熟的重要标志之一。

 什么是正常月经?

（1）月经初潮：是指女性月经的首次来潮。一般健康少女初潮时间为 13～15 岁。运动员初潮年龄迟于非运动员 2～3 年。如果 15 岁以后，月经尚未来潮应当引起重视。初潮时间的早晚主要受遗传因素控制，其他因素如营养、体重亦起着重要作用。

（2）月经周期：是指女性月经规律性来潮的周期，即 2 次月经第 1 天的间隔时间，一般为 28～30 天。

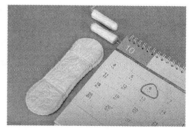

（3）经期：是指每次月经持续的时间，一般为 3～7 天，多数为 3～5 天，一般第 1 天经量不多，第 2～3 天经量最多，第 4 天经量开始逐渐减少，持续不超过 7 天。

（4）经血的量、色、质：是指 1 个经期排出的血量，一般为 20～60 毫升，不应超过 80 毫升。正常的情况下，经血颜色暗红，质地不稀不稠，没有血块，无特殊气味。

（5）经期的表现：是指来月经前，可出现乳房略胀、小腹略坠、腰微酸、情绪易波动等表现，这些表现一般会在月经到来后自行消失。

（6）绝经：是指女性随着年龄的增长，卵巢功能完全衰竭，到月经永久性停止的生理现象。通常在 50 岁左右，末次行经后，停闭 1 年以上，即进入绝经期。

 什么是雌激素？

雌激素是含有 18 个碳原子的类固醇激素。雌激素主要来自卵巢、胎盘、脂肪等组织。它的主要功能是刺激女性生殖系统生长和发育，促进与维持女性第二性征。

女性进入青春期后，卵巢开始分泌雌激素，以促进阴道、子宫、输卵管和卵巢发育；同时子宫内膜增生而产生月经。每月一次的月经，增强了女性的防御力，使女性比男性具有更强的抗病能力。雌激素就好像一道屏障，把危害女性健康的心血管疾病、糖尿病等拒之门外。女性除了生殖系统与雌激素有关外，体内很多组织、器官都有它的靶点，比如循环系统、神经系统、泌尿系统、骨骼系统等。这些系统或组织里都有跟雌激素相关联的地方，所以在女性发育的过程中，这些系统也缺少不了雌激素的作用。雌激素对女性的作用如此重要，那现在就让我们来看看它具体作用在哪些方面吧！

（1）对第二性征的作用：刺激并维持女性第二性征。如使脂肪和毛发分布具有女性特征；使乳头、乳晕着色，刺激乳腺导管生长，促进乳腺腺泡发育及乳汁生成；使骨盆宽大等。

（2）对下丘脑－垂体－卵巢轴的作用：通过对下丘脑和垂体的正反馈和负反馈调节，控制促性腺激素分泌。

（3）代谢的作用：促进水钠潴留；促进肝脏高密度脂蛋白合成，抑制低密度脂蛋白合成，降低胆固醇；促进和维持骨基质代谢。

（4）对卵巢的作用：促进卵泡发育；协同卵泡刺激素促进卵泡内膜细胞和颗粒细胞合成黄体生成素受体，以便支持黄体生成素调节卵泡分泌功能。

（5）对输卵管的作用：促进输卵管肌层发育及上皮细胞分泌活动；加强输卵管节律性收缩；加速卵子在输卵管中运行速度。

（6）对子宫肌层的作用：促进子宫平滑肌细胞增生和肥大，使肌层增厚，子宫增大；增加子宫血液循环，促进和维持子宫发育；提高子宫肌层对缩宫素的敏感性。

（7）对子宫内膜的作用：促进子宫内膜的修复与增生。

（8）对宫颈的作用：使宫颈黏液分泌增加，变稀薄，有利于精子存活及穿透，使宫颈松弛、扩张；同时宫颈黏液栓还可以抵御阴道细菌入侵子宫、盆腔。

（9）对阴道上皮细胞的作用：促进阴道上皮细胞增生和角化，让黏膜变厚；同时增加细胞内糖原含量，使阴道维持酸性环境。

（10）对外生殖器的作用：使阴唇发育丰满，色素加深。

 什么是孕激素？

孕激素是维持妊娠所需要的二十一碳类固醇激素。包括天然的和人工合成的化合物，最主要的激素为孕酮。

孕激素主要是由卵巢中卵泡排出后的黄体生成，在妊娠期胎盘中大量分泌孕激素。孕激素主要作用于子宫内膜，将增生期的子宫内膜转化为分泌期，使子宫内膜周期性脱落，减少子宫内膜增生和子宫内膜息肉、子宫内膜癌的发生。另外，孕激素与雌激素联合发挥作用，维持着正常的月经周期。对于怀孕的女性而言，孕激素有利于受孕、受精卵着床；可以降低子宫平滑肌的兴奋性及其对缩宫素的敏感性，抑制子宫收缩，有利于胚胎及胎儿在子宫内生长发育；还有轻微致热作用，作用于中枢神经系统，使体温略升高，因而排卵的女性，月经周期呈现体温双相变化。孕激素对保持女性正常的月经周期和怀孕至关重要。如果孕激素低下，会导致女性月经周期紊乱、流产、不孕等。下面来详细谈谈孕激素的主要生理作用：

（1）对下丘脑 - 垂体 - 卵巢轴的作用：通过下丘脑抑制垂体促性腺激素分泌。

（2）对输卵管的作用：抑制输卵管肌节律性收缩振幅。

（3）对子宫肌层的作用：降低子宫平滑肌的兴奋性及其对缩宫素的敏感性，抑制子宫收缩，有利于胚胎及胎儿在子宫内生长发育。

（4）对子宫内膜的作用：使增生期内膜转化为分泌期内膜，为受精卵着床做好准备。

（5）对宫颈的作用：使宫口闭合，黏液分泌减少，性状变黏稠。

（6）对阴道上皮细胞的作用：加快阴道上皮细胞脱落。

（7）对乳房的作用：促进乳腺腺泡发育，为催乳做准备。

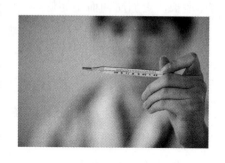

（8）对体温的作用：兴奋下丘脑体温调节中枢，可使基础体温在排卵后升高 $0.3 \sim 0.5℃$，使体温呈双相变化。

（9）代谢的作用：促使体内水钠排泄。

 子宫内膜在整个月经周期是怎样变化的？

子宫内膜分为基底层和功能层。基底层直接与子宫肌层相连，不受月经周期中激素变化的影响。功能层则靠近子宫腔，受卵巢激素变化的影响，而呈周期性的变化，此层在经期坏死脱落而引起的出血，即为月经。女性的月经周期，从子宫内膜出血的第 1 天算起，为 28 天左右。根据子宫内膜组织形态的周期性改变可分为 3 期：

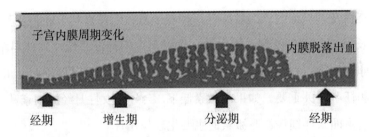

（1）增生期：经期后，在雌激素的作用下，子宫内膜基底层细胞开始增生，先是修复剥脱处创面，随后因继续增生而变厚。腺体增多、变宽，并渐屈曲。血管也增生，渐呈螺旋状。间质则增生致密。

此期相当于卵巢内卵泡发育成熟和排卵的阶段，故又称为卵泡期。时间在月经周期的第5～14天，此期之末即为排卵的时间。

（2）分泌期：为月经周期的第15～28天，相当于卵巢排卵后黄体成熟的阶段。

排卵后形成的黄体，分泌孕激素和雌激素，使子宫内膜继续增厚，腺体进一步扩大、屈曲，从而出现分泌现象，故称为分泌期。同时血管也迅速增长，更加屈曲而呈螺旋状。间质变疏松并有水肿。此时内膜厚且松软，含有丰富的营养物质，有利于受精卵着床发育。

（3）月经期：为月经周期的第1～4天。如果没有怀孕，那么黄体萎缩，雌激素和孕激素下降，子宫内膜失去激素支持，子宫内膜中的螺旋动脉节律性收缩及舒张，会出现逐渐加强的血管痉挛性收缩，导致远端血管壁及组织缺血坏死剥脱，脱落的内膜碎片及血液自阴道排出。这种每月一次有规律的子宫出血的现象，称为月经。这时子宫内膜的基底层开始增生，形成新的子宫内膜。另外，经期也是下一个月经周期的开始。

> **案** 张某，女，28岁，已婚，平素月经规律，经量适中。因婚后半年，有生育计划，于是就到门诊来做常规孕前检查。超声检查：子宫以及双附件未见异常，子宫内膜的厚度在5毫米。她对此很担心，子宫内膜这么薄，会影响怀孕吗？因为她身边有同事就是由于子宫内膜薄，出现了不孕的情况，于是她问李大夫，为什么

会有这种情况出现呢？

李大夫说，子宫内膜的厚度会随着卵巢的周期变化，出现不同程度的改变，分为增生期、分泌期、月经期。一般来说，增生期的子宫内膜在雌激素的作用下，开始增生。增生期的子宫内膜的厚度一般在 4～5 毫米，其状态一直持续至增生期末也就是卵巢排卵的时候为止。卵巢排卵时，子宫内膜的厚度一般在 8～10 毫米。这时候子宫内膜就像一张软绵绵的海绵床，上面有很多营养物质，一旦精子与卵子结合会形成受精卵，在子宫内膜上着床，开始孕育新生命。排卵后，子宫内膜在孕激素的作用下出现高度分泌活动，此时即为分泌期，分泌期的子宫内膜的厚度一般在 10～12 毫米。如果这个周期没有受精卵着床，那么排卵后 14 天，也就是分泌期结束时，月经来潮，子宫内膜脱落，基底层开始新的增生，此时为月经期，同时也标志着下一个月经周期的开始，如此往复。当排卵时，子宫内膜的厚度在 8 毫米以上，是比较容易受孕的，但也不是说越厚越好，在 12 毫米以内为佳。李大夫告诉患者，其目前处于月经周期的第 7 天，子宫内膜刚刚增生，检查提示子宫内膜的厚度在 5 毫米是正常的，建议在排卵后再复查下，如果子宫内膜的厚度在 8～10 毫米是不影响受孕的。患者听了李大夫的建议，后来又做了相关完整的检查，结果发现子宫内膜的厚度从一开始的 5 毫米长到了 12 毫米，卵泡也从 0.5 厘米 ×0.5 厘米长到了 1.8 厘米 ×1.9 厘米，开心而归。几个月后，患者来复诊，一进门就高兴地告诉李大夫说："我好像怀孕了，来检查确认一下，这还要好好感谢您，多亏您当时给我解释，解除了我的思想包袱。"

从上述的例子中我们可知，很多因素会影响子宫内膜的厚度，比如雌激素缺乏、人工流产手术、子宫内膜炎等使子宫内膜的厚度变薄，会影响受孕。当然，子宫内膜也不是越厚越好，如果下丘脑 - 垂体 - 卵巢轴出错，或者是绝经期、青春期出现不排卵，导致子宫内膜长期不能受到孕激素作用，继而引起子宫内膜过度增厚，也可能影响到怀孕。这还不是最严重的，子宫内膜过度增生常出现阴道不规则出血，在严重情况下还会有出血量增加、继发贫血等异常发生。

 哪些疾病会影响月经？

月经还与人体其他的一些器官疾病密切相关。

（1）甲状腺疾病：甲状腺是重要的内分泌器官，其分泌的甲状腺激素为调节机体代谢的重要因素。甲状腺功能异常在生育年龄人群中并不少见，尤其是女性，其发病率为男性的 4～5 倍。

1）甲状腺分泌的甲状腺激素对卵巢功能产生以下影响：

☺ 直接参与并影响卵巢雌激素的代谢。它是人体类固醇激素（甾体激素）合成、分解和转化过程中不可缺少的重要因素。

☺ 甲状腺激素可对卵巢产生直接的抑制作用，降低卵巢对垂体促性腺激素的反应性。

☺ 垂体促性腺激素即卵泡刺激素和黄体生成素的分泌可以调节卵巢的功能。少量的甲状腺激素会促进黄体生成素的分泌；适量的甲状腺激素会维持垂体与性腺功能的平衡；大量的甲状腺激素则会抑制促性腺激素的分泌。

☺ 甲状腺激素使性激素中的结合球蛋白增加，有利于调节循环血液中的性激素活性。

☺ 甲状腺分泌的甲状腺激素与女性的性激素分泌及效应关系密切，而后者直接影响到女性的生殖功能。临床上，若出现甲状腺功能亢进、甲状腺功能衰退或自身免疫性甲状腺炎时，均可干扰女性的生殖生理，引起月经紊乱，减少受孕的机会，且对妊娠造成不利的影响。

2）甲状腺功能减退与女性生殖：

☺ 生育年龄妇女的亚临床甲状腺功能减退，其发病率为 0.5%～5%，而不孕女性的亚临床甲状腺功能减退，患病率可能更高，且大多数亚临床甲状腺功能减退的患者伴有排卵功能障碍。目前，亚临床甲状腺功能减退，对女性不孕的影响还缺乏前瞻性的研究。因其不孕及对妊娠的不利影响，建议女性在进行不孕的治疗时，早期监测与治疗亚临床甲状腺功能减退是很有必要的。

☺ 甲状腺功能减退的患者，常伴有黄体功能不足、不排卵、子宫内膜持续增生等生殖功能的异常。有排卵的患者受孕率下降，流产率较高。临床上，有排卵功能障碍的患者，建议体检时检查其甲状腺功能。

☺ 育龄期妇女的自身免疫性甲状腺炎患病率为 5%～20%。尤其是患有子宫内膜异位症或排卵障碍的不孕患者，其自身免疫性甲状腺炎发生率显著高于生育能力正常妇女。

（2）胰岛素抵抗：相关研究发现，下丘脑有胰岛素受体。高胰岛素会促进脑垂体中黄体生成素的分泌增加，促进卵巢分泌雄激素。这样的机体反应机制，从进化的角度来说，当胰岛素高时，说明血糖高，相应的人体食物摄入充足。而雄激素有促进人体蛋白质合成的作用。所以，在能量充足的时候，一般不是在应激状态下，不会由肾上腺分泌雄激素，而是通过脑垂体促进卵巢分泌雄激素来促使蛋白质合成，使人体发育成长。

多囊卵巢综合征的患者，因为熬夜、压力大等因素引起了肾上腺激素分泌增加。而肾上腺激素会抑制身体外周的胰岛素受体敏感性，降低外周对葡萄糖的消耗，从而导致胰岛素的分泌增高来保持糖代谢的平衡，出现高胰岛素血症。因为肾上腺激素分泌多的时候，机体一般处于应激状态，要集中能量供应重要器官，保证生命活动。在这里，有个关键环节，就是胰岛素受体敏感性的调节。目前发现，基因缺陷能导致胰岛素受体敏感性降低，从而让多囊卵巢综合征的患者体内出现高雄激素、高血糖、高胰岛素等，导致卵泡发育被抑制。

 什么是基础体温？

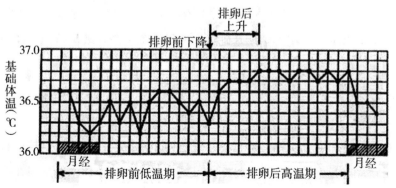

当你要调月经或备孕的时候，大夫会让你检查基础体温。那什么是基础体温呢？它是指育龄期女性休息时的体温。基础体温在排卵之后会稍微上升，直到下一次月经来潮，都会处在较高的状态。具体检查方法：每天清晨醒后，不要说话，不要起床，不要活动，立即将温度计放于舌下，测口腔体温5分钟。每日测量体温最好固定在同一时间，测量体温并记录在特殊的表格中。上夜班的女性朋友，应在睡眠休息6～8小时后，按上述方法测量体温。虽然这样测量不如清晨体温准确，但是固定时间的测量，仍有它的参考价值。

正常育龄妇女的基础体温与月经周期一样，呈周期性变化，且体温变化与排卵有关。女性月经周期以月经见红的第1天为周期的开始，平均28天。其中又以排卵日为分隔，分为排卵前的卵泡期与排卵后的黄体期。排卵后次日，因卵巢形成黄体，分泌的孕激素会使体温上升0.3～0.5℃，使体温呈现高低两相变化。高温期持续约14天。若无怀孕，黄体萎缩会停止分泌孕激素，体温下降，回到基本线，月经来潮。若是已怀孕，因黄体会受到胚胎分泌的促性腺激素支持，转变为妊娠黄体，继续分泌孕激素，体温将持续高温。若卵巢功能不良，没有排卵也没有黄体形成，体温将持续低温。另外，还需要注意以下情况：

（1）观察有无排卵及黄体功能：若基础体温始终处于单相或者锯齿状，则考虑无排卵。一般情况下，排卵后基础体温立即上升，且持续在高水平≥11天。若基础体温呈阶梯形上升，曲线需3天后才达高水平或基础体温稳定上升＜11天，则可诊断为黄体功能不足。

（2）诊断早孕和判断孕早期：如果持续2周以上有较高的基础体温，就要考虑去医院检查，因为你有可能是怀孕了。若基础体温持续在高水平≥20天则可确定为早孕。在早孕期基础体温曲线渐渐下降，表示黄体功能不足或胎盘功能不良，有流产倾向。

10 为什么会出现蛋清样白带？

女性在排卵期分泌物会增多，出现透明白带拉丝，白带可以拉很长，清亮透明且富有弹性，而且不易拉断，呈蛋清状。白带拉丝一般出现在卵泡生长晚期和排卵期，接近排卵时的黏液量到达高峰。白带拉丝是由宫颈黏液分泌到一定量时形成的，为排卵做好预备。白带最多、最淡薄、拉丝能力最强的那一天往往就是排卵日，在白带拉丝最长的 24 小时之内会排卵。一般患有妇科炎症、出现异常带下时，白带拉丝就会不明显。而卵巢功能下降，雌激素下降，白带拉丝也会变少。

案 玉某，女，14 岁，未婚，半年前月经初潮，经常出现内裤潮湿的情况，故前来医院就诊。患者告诉大夫，其白带量多，无异味，无外阴瘙痒。经妇科检查发现，其外阴未见异常，阴道口见透明蛋清样分泌物，用棉签擦拭，呈拉丝状。白带常规检查：未见滴虫、霉菌感染。大夫检查完以后，询问了其白带出现的时间。患者说，大概在每次月经干净后 1 周出现，持续 2 ~ 3 天。其实这种现象和卵巢周期性的分泌雌激素、孕激素有关。月经周期的前半期，即排卵期前，女性的卵巢主要分泌雌激素，随着分泌量的逐渐增多，宫颈腺体的上皮细胞增生，宫颈黏液量也渐渐增加，黏液中的氯化钠含量增多，能吸收较多的水分，使排卵期时白带增多，质稀，色清，透亮，外观如鸡蛋清样，能拉长丝，使月经后一直较干燥的外阴逐渐变得潮湿。到达排卵期时，女性的雌激素分泌达到高峰，宫颈黏液量也最多，韧性也最大，常常有带状的清亮黏液流出，有时可拉得很长，此时女性外阴最潮湿。当上述带状白带流出时，会有一种滑腻感。排卵期后，女性的雌激素渐低，孕激素升高，宫颈黏液的分泌会受到抑制，黏液中氯化钠的含量也减少，此时的白带质地稠厚，色乳白，延展性变差，拉丝易断。大夫告诉患者，这种随月经周期出现的透明蛋清样白带是正常的生理现象，说明她的卵巢开始周期性工作了。若白带出现变黄、有异味或者外阴出现红肿痛痒，还是要及时就诊。

月经异常及相关问题

为什么月经总是提前来？

女性月经规律来潮，得益于体内生殖内分泌轴的正常调节，若因精神过于紧张、运动过度、代谢紊乱、酗酒、药物影响或环境气候骤变等内外因素影响，引起生殖内分泌轴调节功能异常，就会导致月经失调。

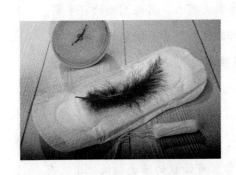

偶尔一次月经提前 7 天以上来潮，尚不能诊断为月经失调，那到底怎样才算是月经失调？如果你平常月经 28 ～ 30 天来 1 次，这次 20 天就来，并且最少连续 2 个月都是提前 7 天以上来潮，这种情况就属于月经失调，临床上，称之为月经先期。一般月经先期每次经量及行经持续时间和正常月经基本相同。

月经先期多见于青春期女性和绝经过渡期女性。因为卵巢功能失调，导致卵泡期缩短甚至无排卵；或卵泡发育不良，导致黄体期孕激素分泌不足；或黄体过早衰退，造成子宫内膜分泌反应不良和黄体期缩短，出现月经频发。如月经周期过短，半个月左右 1 次，这时就需药物干预，可用中药或雌激素、孕激素治疗，调整月经周期。40 岁以下的女性，如果发生连续月经周期的改变，警惕是否出现卵巢功能减退或卵巢功能早衰，应尽早就医。

为什么月经一直不来?

在生活中，经常发现有些女孩已经 16 岁了还未有月经初潮，或者已经有规律的月经来潮，又出现月经周期延长，甚至停闭不来。

根据月经周期推后的程度，可分成月经后期和闭经。

如果月经周期经常推后 7 天以上，甚至 3～5 个月才来 1 次，称为月经后期。

如果年龄超过 14 岁，尚无第二性征发育，或年龄超过 16 岁，第二性征已发育但无月经来潮，称为原发性闭经。而以前有正常的月经周期，现在出现月经停闭 6 个月以上，或超过自身原本月经周期的 3 个周期以上，则称为继发性闭经。

有哪些原因会导致月经一直不来?

正常月经的建立和维持，有赖于生殖内分泌轴的调节功能正常和下生殖道的通畅。这当中任何一个环节出现器质性或功能性的变化均会导致月经的缺失或异常中断，从而出现月经后期或闭经。原发性闭经多为遗传原因或先天发育缺陷引起。继发性闭经较多见，根据病因发生的部位，分为下丘脑性闭经、垂体性闭经、卵巢性闭经、子宫性闭经四种类型。

如果女性经常出现月经周期的延长，建议去医院就诊，进行相应的检查和治疗，避免病情进一步发展，导致闭经的发生。

此外，生活中还可以见到一些特殊的月经现象。如有的女性定期 2 个月来 1 次月经，即并月；还有的女性月经 3 个月来 1 次，即居经或季经；甚至有的女性月经 1 年只来 1 次，称避年；另外还有的女性终生不来月经，但能受孕生育，称为暗经。对于这些特殊的月经，有一部分古代医家认为是月经的异常表现，但也有医家认为这些属月经之正常表现。现代临床上，主要根据生育能力是否正常，并结合全身及局部情况，来判断这些月经现象是否属于病态，是否需要干预。

为什么月经一会儿提前，一会儿推后？

案 刘某，女，32岁，已婚，现因经期或提前或推后4个月来院就诊。

患者平素月经规律，经量中等，月经5天干净。半年前，患者升职为部门主管，工作压力增大，近4个月以来经期紊乱，短则20天1次，长则40天1次，经量时多时少，痛经偶作。患者曾于此次经期第3天抽血检查性激素，结果正常。患者就诊时为此次经期第20天，下腹坠胀隐隐，乳房作胀，胸闷气短，叹息后方舒，睡眠欠佳，多梦。超声检查：子宫以及双附件未见明显异常。综合相关诊断，中医确诊为月经先后无定期，辨证为肝郁型，宜疏肝调经。经过2个疗程后，患者月经恢复正常。

如果女性出现月经周期不规律，或提前或推后7天或7天以上，并且连续发生3个周期以上的情况，那么请注意了，这也是月经失调的表现，临床称为月经先后无定期。中医学认为，月经先后无定期发生的原因有肝郁和肾虚2种。或情志不畅，导致肝气郁滞，肝失疏泄；或肾虚封藏失职，冲任不调，血海蓄溢，胞宫藏泻失常，则月经来潮失去原有规律。

 经量多是好事吗？

案 陈某，女，46岁，已婚，现因月经紊乱伴经量多来院就诊。

患者近1年月经紊乱，23～50天1次，经量多，无痛经，持续10天左右才干净。患者此次来院就诊时，出血量多且夹血块，伴腰酸，头晕乏力，精神不振，贫血貌。超声检查：子宫内膜回声不均，子宫以及双附件未见异常。血常规检查：有中度贫血。妇科检查：未见明显异常。患者为围绝经期女性，月经紊乱，此次行经量多，考虑为无排卵性功能失调性子宫出血，予行诊断性刮宫手术。患者术后，阴道出血渐止，术后常规病理提示：子宫内膜简单型增生过长。随后，予患者孕激素治疗以转化子宫内膜，并配合服用中药调经及铁剂纠正贫血。经治 3 个疗程后，患者月经基本恢复正常。

女性从月经初潮起至绝经，需和月经相处 30 余年。正常女性经量为 20 ～ 60 毫升。如果 1 个月经周期中的失血量超过 80 毫升，可定义为月经过多。很多女性对此存在认识误区，认为经量多就是排毒好、气血旺盛。其实一些患者经量多常是因下列疾病引起的。

（1）子宫的病变：

1）子宫肌瘤：小的子宫肌瘤和浆膜下肌瘤通常不会引起明显症状，但较大的肌壁间肌瘤、子宫黏膜下肌瘤、宫颈肌瘤，会使宫腔变大，子宫内膜面积相应增加，影响子宫收缩，引起月经过多。

2）子宫腺肌病：子宫腺肌病患者中，月经过多发生率为 40% ～ 50%，表现为长期经量多，主要与子宫内膜面积增大、子宫肌层纤维增生使子宫肌层收缩不良、子宫内膜增生等因素相关。

3）子宫内膜炎或子宫内膜息肉：由于炎症或其他原因导致子宫内膜局部异常增生，或多发弥漫性息肉者，可致月经过多及经期延长。

4）宫颈癌及子宫内膜癌：晚期癌肿侵蚀大血管，可引起阴道大量出血。

（2）内分泌失调：常见于无排卵性功能失调性子宫出血的女性，由于下丘脑 - 垂体 - 卵巢轴功能失调，发生无排卵，导致子宫内膜受单一雌激素刺激下持续增生，因无孕激素参与，当雌激素量不足以维持子宫内膜生长或突然下降时，子宫内膜大片剥脱而导致经量过多。

（3）放置宫内节育器：宫内节育器对子宫内膜局部造成刺激，导致子宫绞痛，压迫子宫内膜出现局部子宫内膜坏死、非细菌性子宫内膜炎，这些刺激作用均能够增加经量。

（4）全身性疾病：严重的肝肾功能异常、甲状腺功能亢进或甲状腺功能减退都可能影响到凝血功能，导致月经过多；再生障碍性贫血、血友病、血小板减少症等血液系统的疾病也会引起月经过多。

对于女性来说，经量不是越多越好。如果长期经量多会引起贫血，使人体抵抗力下降，易疲劳、畏寒，严重贫血还会导致心、脑、肾等重要脏器血液灌注不足，功能受损。

 什么是经量过少？

　　案1　徐某，女，33岁，已婚，现因人工流产后，经量少3个月来院就诊。

　　患者人工流产3次，末次人工流产为3个月前。患者自末次人工流产后，月经来潮量较正常明显减少，月经1～2天干净，周期尚规律。患者此次月经第2天，性激素检查：正常。经净3天，超声检查：子宫内膜厚0.3厘米，子宫内膜连续性中断，考虑宫腔粘连。综合相关诊断，告知患者其经量少，为多次人工流产损伤子宫内膜，引起宫腔粘连可能。如患者有生育要求，需进行宫腔镜下宫腔粘连分离手术，恢复正常宫腔解剖结构。患者目前无再生育计划，卵巢功能正常，月经规律，经量少由于人工流产引起的宫腔粘连导致，而非卵巢功能下降引起，只对生殖功能有影响。若患者对经量要求不是很高，可不行宫腔镜治疗，可免去手术之苦。嘱其做好避孕措施，避免反复人工流产，加重子宫内膜的损伤。

　　案2　陈某，女，27岁，已婚，现因经量减少伴经期延长2年来院就诊。

　　患者平素月经规律，经量中等，无痛经，无血块，有3次人工流产史，3年前顺产，产时顺利。患者为全职家庭主妇，每日操劳家务，自觉2年来，经量渐少，出血颜色略暗，无血块，9~11天才干净，经期腰酸明显，平素带下量多，易乏力、困倦，夜寐欠安，多梦。超声、血常规等检查均未提示明显异常。患者就诊时，舌质淡，边有齿痕，苔白微腻，脉细弱。综合相关诊断，辨证为脾肾气虚型，宜健脾补肾。予中药调治，经治2个疗程后，患者乏力、困倦等症状改善明显，带下减少，多梦情况好转，经量略有改善。后继续巩固调理，3个疗程后，患者除经量外，其余症状均得到明显改善，因患者性激素检查提示卵巢功能正常，且患者无生育计划，遂停药。

当月经周期基本正常，经期经量少于5毫升时，则为月经过少。特别是经量少于平时正常经量的1/2，或行经时间少于2天，经量少时，需要引起重视。怎么估量呢？1片日用卫生巾接近湿透时所吸水量约为5毫升。

有哪些原因会导致经量少？

（1）卵巢功能减退：卵巢功能的正常与否决定着女性月经是否规律。绝经过渡期女性，由于卵巢功能减退，卵泡发育不良或无排卵，雌激素降低，影响子宫内膜的增生，出现经量少，常伴有月经周期延后。

（2）内分泌疾病：高催乳素血症、甲状腺功能异常等疾病均会造成经量减少，甚至闭经。

（3）子宫内膜受损：常见于人工终止妊娠手术损伤子宫基底层内膜甚至导致宫腔粘连，或宫腔镜下子宫内膜息肉切除术、子宫黏膜下肌瘤切除术后宫腔粘连，或子宫内膜感染结核后内膜遭到损伤等，上述情况均导致经量减少，甚至发生闭经。

（4）药物影响：口服避孕药、肌内注射避孕针，服用精神病药物、抗肿瘤药物等，都可使经量减少。

（5）其他：作息不规律、高强度工作、巨大精神刺激、心理创伤、过度运动、节食也会造成经量过少。

如何诊断经量过少?

经量过少需到医院请专科大夫诊治。

☽ 卵巢功能减退或内分泌失调引起经量过少的女性,可以在月经的第2~4天空腹抽血检查性激素和甲状腺功能。

☽ 怀疑为多囊卵巢综合征的女性需同时检查空腹血糖、胰岛素,进行口服葡萄糖耐量试验等。

☽ 有生育要求的女性,可以同时超声检查卵巢的储备卵。

☽ 考虑子宫内膜受损的女性,可以通过宫腔三维彩超、宫腔镜检查等明确诊断,发现异常时,视具体情况做进一步诊治。

☽ 生活不规律或精神因素导致的经量过少的女性,需调整作息习惯,保证充足睡眠,劳逸结合,保持良好心态。

☽ 女性月经与体重和体脂含量关系密切,运动或节食减肥的女性,若已出现月经失调应停止过度运动和节食。

> **案1** 孙某,女,19岁,未婚,现因经量渐少近3个月来院就诊。
>
> 患者为在校大学生,无性生活史。12岁初潮,月经一直正常。患者身高162厘米,体重55千克,本属正常体形,但仍时常苦恼不够苗条,认为"没有最瘦,只有更瘦",为追求完美身材决定节食减肥,4个月前开始不吃主食,每日只吃苹果、黄瓜、西红柿等。患者节食后,虽然体重下降5千克,但发现近3个月经量渐渐减少,经血颜色变淡,月经2~3天就干净了。患者就诊时,性激素检查:雌激素偏低,其余各项尚在正常范围。超声检查:子宫以及双附件未见明显异常。综上告知患者,经量少是由于其不科学的节食减肥,必要的营养物质摄入不够,引起内分泌紊乱,从而导致了月经失调。嘱其尽快恢复正常饮食,不可盲目减肥,并根据诊断情况,予口服中药调理。经治3个疗程后,患者月经逐渐恢复正常。
>
> **案2** 李某,女,21岁,未婚,现因经量少3个月来院就诊。

患者平素月经规律，3 个月前由东北到江苏上学后，经量较以前减少，月经周期较前延后 5 天，且皮肤干燥，没有光泽，体重也有所下降。患者就诊时，经询问病史可知，其生活环境突然发生改变，离开以前熟悉的亲人、朋友后，内心比较孤单，情绪比较低落。而且刚步入大学，没有家长的约束，生活作息极不规律，熬夜严重，如玩手机、追剧或打游戏等，总要很晚才睡觉，生物钟完全打乱了。加之，为了保持身材苗条，常吃一些零食来代替正餐。经过超声检查及性激素检查可知，患者子宫内膜略薄，性激素基本在正常范围内，但卵泡刺激素相对略高。如果患者长期处于这种生活状态下，可能会引起卵巢功能下降，甚至卵巢功能早衰。很庆幸，患者目前只是身体不适，也就是我们常说的亚健康状态，还没有达到患病状态，经过身心调理可以逐渐恢复正常。

需要特别注意的是，有性生活的女性，月经一贯正常，如突然出现经量过少，应首先排除妊娠相关疾病，如先兆流产、异位妊娠等。

 为什么月经总是不干净？

案 杨某，女，36 岁，已婚，现因近 3 个月行经持续 10 余天才干净来院就诊。

患者平素月经规律，经量中等，月经 5 天干净。最近 3 个月，患者月经来潮，开始经量少，色褐，5～7 天后经量方增多至正常，整个经期持续 10 余天，影响了正常生活。患者此次月经干净 2 天，遂来院就诊。妇科检查：未见异常。超声检查：子宫内膜处见大小 2.0 厘米 ×1.2 厘米稍高回声团块，内见血流信号，考虑有息肉。遂收入院治疗，行宫腔镜下子宫内膜息肉切除术。术后 1 个月，患者月经来潮，经血颜色正常，月经 5 天干净。

出现月经总是不干净的女性，并且有正常的性生活史，首先要排除妊娠相关的因素，如怀孕早期自然流产、先兆流产、异位妊娠、葡萄胎等。除妊娠外，导致阴道出血淋漓不净的因素还有以下几个方面：

（1）功能失调性子宫出血：一种为无排卵性功能失调性子宫出血，导致子宫内膜受单一雌激素刺激而无孕酮对抗引起的异常子宫出血。好发于青春期和绝经过渡期，也可发于育龄期。另一种为排卵性功能失调性子宫出血，但因黄体萎缩不全，导致子宫内膜不规则脱落，出血时间延长。

（2）子宫或宫颈的器质性病变：子宫内膜息肉、子宫黏膜下肌瘤、子宫腺肌病、宫颈息肉、宫颈癌、子宫内膜恶变和不典型增生等。

（3）子宫憩室：这是剖宫产术的远期并发症之一，是因剖宫产术后，子宫切口愈合不良，子宫瘢痕处肌层变薄，形成的与宫腔相通的凹陷或腔隙。绝大多数的子宫瘢痕憩室无临床症状，但有部分女性产后出现行经时间持续7天以上，甚至淋漓不净的现象。经阴道超声检查可发现，子宫下段剖宫产术切口处有肌层不连续且厚度减少，存在1个或数个楔形液性暗区。其发病可能与剖宫产手术相关因素、感染因素、全身状态以及其他因素有关。对于有异常子宫出血症状、无生育要求、拒绝接受手术的患者，可考虑予以口服短效避孕药治疗。另外，对于有相关症状而药物治疗改善症状效果不明显、停药后复发或有生育要求的患者，可考虑手术治疗。

（4）凝血相关疾病：血管性血友病、肝功能衰竭、肾功能衰竭、甲状腺功能亢进或甲状腺功能减退等。

8 什么是阴道出血？为什么两次月经中间会出现阴道少量出血？

阴道出血是指来自生殖道任何部位的出血，如阴道、子宫等处。绝大多数出血来自子宫，除正常月经外均称为阴道出血。

> **案** 江某，女，20岁，未婚，现因月经干净后1周左右阴道出血1年多来院就诊。
>
> 患者平素月经规律，25天1次，月经5天干净，经量中等，无

痛经。1年多前开始，患者月经干净后1周左右，每逢精神紧张则出现阴道出血，出血量少，伴心烦和腰酸。患者此次就诊时，为月经刚干净3天，无明显不适。超声检查：子宫以及双附件未见明显异常。综合相关诊断，考虑患者为围排卵期出血可能，中医辨证为肝郁肾虚之经间期出血，因无器质性病变，宜疏肝滋肾，固冲止血。予口服中药调理，经治2个疗程后，患者症状未再发作。

这种情况是排卵期出血，中医称其为经间期出血。多发于青春期和育龄期女性，常发作在两次月经中间。如月经周期为28天，在月经周期的第12～14天，出现阴道少量出血，有的仅为咖啡色或褐色分泌物，一般1～3天可自行停止，最长不超过7天。有时伴不同程度腹胀、腹痛、腰酸、白带增多等症状，常呈周期性发作。

出现排卵期出血的情况，多数是排卵期雌激素水平高峰波动或短暂下降，子宫内膜局部因素异常以致不能维持子宫内膜的生长，导致部分子宫内膜脱落，引起有规律性的阴道出血。

排卵期出血常因情绪改变、精神压力大、劳累、过量运动等诱发，如子宫内膜息肉、宫颈息肉、子宫内膜增生甚至恶变，也常在经间期出现异常出血。大多数偶发的经间期出血可以自愈，不需要治疗，如果反复发生就需要去医院就诊。

 正常的经血颜色是什么样的？

女性子宫内膜每个月周期性坏死脱落的出血是经血。正常的经血颜色一般呈暗红色。经血大部分是由动脉血组成，掺杂少部分静脉血。动脉血含氧量高，颜色鲜艳；静脉血含氧量比较低，颜色偏暗。如果经血中含的静脉血量相对多点，那么颜色看起来就会偏暗一些。但不同的人、不同的月经阶段，经血的颜色也会呈现不同的差异，这种差异还和出血量、出血速度、子宫内膜剥脱量有关。月经开始时，子宫内膜剥脱的少，出血量少，出血速度不快，经血颜色会偏浅。经期的第2～3天，子宫内膜成块剥脱，出血量增加，出血速度加快，经血快速从宫内流出，颜色看起来就会比较鲜艳。月经快结束时，子宫内膜停止剥脱，出血量少，经血比较慢地从宫腔流出，血色就会较暗，呈咖啡色或褐色。另外，经血被卫生巾吸收凝固后，颜色也会暗一些。但若整个经期都经血稀少，颜色较淡或偏黑，可能是因为体内雌激素过低、身体贫血或受凉等，建议去医院就诊。

 经血中夹有血块正常吗？

案　吴某，女，25岁，未婚，现因月经过少，经血颜色暗且夹有血块1年多来院就诊。

患者15岁月经初潮，无性生活史，平素月经规律，月经过少。患者最近1年月经过少，经血颜色暗淡，质清稀，夹有血块，伴形寒肢冷，小腹冷痛，喜温喜按，腰膝酸软，便溏。患者就诊时，舌暗淡，苔薄白，脉沉细。性激素检查：雌激素偏低，其余各项均正常。超声检查：无异常。综合相关诊断，中医确诊为月经过少，辨证为肾阳虚型，宜温阳补肾调经。告知患者可服中药，改善体质，经期可配合食疗，可服生姜红糖水、艾叶当归炖老母鸡等来温经活血调经。

经血中夹有血块，一般和经量、流出速度有关。经量多或血流速度过快的情况下，纤维蛋白溶解酶来不及分解经血中的纤维蛋白，就会产生凝血块。子宫过度的前倾前屈或后倾后屈或久坐不动的女性，经血没有及时从宫腔排出，就会慢慢凝固形成血块，活动后能看到黑色血块流出。但当经常经血夹有血块，血块较大，并伴有下腹痛、坠胀或腰痛、月经失调等情况时，建议至医院就诊，排除患盆腔炎症和子宫腺肌病、子宫肌瘤等妇科疾病。

11 绝经后，阴道出血是怎么回事？

> **案** 张某，女，56岁，已婚，现因绝经后3年，阴道反复出血1个月来院就诊。
>
> 患者已绝经3年，1个月前无明显诱因阴道反复出血，出血量不多，经血颜色暗红，时有时无，无腹痛及其他不适。患者体形正常，营养中等，否认高血压、糖尿病、心脏病等病史，平素有服用保健品的习惯。妇科检查：外阴老年样改变，阴道可见褐色分泌物，子宫颈光滑，子宫未见萎缩。超声检查：子宫大小为4.0厘米×4.0厘米×3.5厘米，子宫内膜厚0.9厘米，子宫以及双附件未见异常。液基薄层细胞学检查、人乳头瘤病毒检查均未见异常。予行诊断性刮宫手术，术后常规病理提示：子宫内膜癌。予收住入院，行手术治疗。

绝经意味着女性卵子耗竭，卵巢功能衰退，不会再有月经来潮。但有些女性在绝经后，又出现了阴道出血，这是怎么回事呢？

绝经后，女性阴道出血的原因有以下几种情况：

（1）激素影响导致的出血：包括内源性雌激素及外源性雌激素引起的出血。绝经后，卵巢功能衰退使女性体内雌激素下降，不能有效地支持子宫内膜增生；但女性的子宫内膜对雌激素仍有反应，绝经后，卵巢间质及肾上腺皮质还均能分泌雄激素，雄激素转化为雌酮，故雌激素波动时，可引起阴道出血。同样，子宫内膜接受外来雌激素作用时，也可以引起阴道出血。现在好多食品和保健品中含有激素，如果经常服用这一类食品和保健品，有出现阴道出血的可能。

（2）一些良性病变引起的出血：子宫内膜炎、子宫内膜息肉、宫颈息肉、老年性阴道炎等。

（3）恶性疾病引起的出血：子宫内膜癌、子宫肉瘤、宫颈癌、卵巢的恶性肿瘤等。

经期伴随症状有哪些？需要治疗吗？

❀ 经期由于盆腔充血及前列腺素的作用，有些女性出现下腹及腰骶部下坠不适或子宫收缩痛，并可出现腹泻或便秘等胃肠功能紊乱症状。

❀ 有些女性由于雌激素、孕激素比例失调，引起水钠潴留而发生颜面或肢体肿胀，或腹胀、腹泻。

❀ 体内内啡肽的异常释放，可使女性出现情绪变化、食欲增加和口渴等症状，内啡肽还可使催乳素升高，发生乳房胀痛。

❀ 少数患者还可出现头痛、嗜睡、易感冒等症状。

> **案** 陈某，女，39 岁，已婚，现因月经前乳房胀痛 1 年来院就诊。
>
> 患者近 1 年来，每于月经前 1 周左右，出现乳房胀痛，常伴有头痛，烦躁易怒，月经来潮后缓解。患者平素月经规律，29 天左右 1 次，经量中等，月经 7 天干净，偶有痛经。超声检查：双侧乳腺组织未见明显异常。子宫右侧壁可见大小 2.6 厘米 ×2.3 厘米低回声团块，边界不清，子宫以及双附件未见异常。综合相关诊断，西医确诊为经前期紧张综合征。中医确诊为月经先期，辨证为肝气郁结型，宜疏肝解郁，理气通络止痛。予口服中药治疗，经治 5 个疗程后，患者经期伴随症状有所缓解。

❀ 病情轻，经后可自然缓解者，不需药物治疗。

❀ 症状反复、病情严重者，除影响生活和工作外，若不治疗，还可导致月经失调等。

❀ 中医认为，肝脾肾功能失调、气血失和是经期伴随症状发生的重要机制；素体禀赋是发病的关键因素；病因病机与肝郁、脾虚、肾虚、血瘀等有关。针对不同证型，予以疏肝理气、健脾、补肾、活血化瘀等治疗，对控制症状有明显疗效。此外，这类疾病除生理因素外，还有心理因素影响，故还需重视心理调节，调整生活状态。

13 月经来得勤会老得快吗？

案 在妇科门诊上，经常有患者咨询："来1次月经排1个卵，我月经不到1个月就来1次，1年中比别人要多来2～3次月经，这样我不是会早早把卵排完了，早绝经、老得快？""月经来得早是不是绝经也早？"

确实，卵泡耗竭、卵巢功能衰退，预示着女性将走向衰老。那卵泡耗竭的速度真的取决于月经来潮的次数和初潮的早迟吗？实际上，女性的初级卵母细胞数量在出生的时候已经固定，此后陆续退化，到青春期开始来月经的时候，这些初级卵母细胞的库存为30万～40万个。生育期女性，若卵巢周期性排卵，每次有8～10个卵细胞同时发育，但一般仅有1～2个卵细胞发育成熟排出。卵巢里大部分卵泡不能发育成为成熟卵泡，它们在卵泡发育的各个阶段退化、闭锁，完成了作为一颗卵泡此生的使命。真正成熟并排出的卵子约400个，到绝经时，卵母细胞已基本耗竭。所以说，每个女性一生中最终能排出多少个卵子，取决于卵母细胞衰亡的速度。只要月经规律，1年多来2～3次月经，或初潮早1～2年，对最终衰老的速度并没有什么明显的影响。

14 月经失调会不会影响怀孕？

古有"调经种子"之说，月经正常是孕育的先决条件，月经失调势必会影响受孕。常见引起月经失调影响怀孕的因素如下：

（1）排卵障碍：这是临床上引起月经失调最常见的原因。稀发排卵或者不排卵，没有卵子或卵子质量差，就没法怀孕。主要见于卵巢功能早衰、多囊卵巢综合征、高催乳素血症等。这类疾病导致的月经失调，常出现月经周期不规则，或前或后，甚至闭经，或经量少，或阴道出血淋漓不净等，都可引起不孕。

（2）子宫病变：常见有子宫肌瘤、子宫内膜息肉、子宫内膜增生、宫腔粘连、子宫腺肌病等。这类疾病导致的月经失调，常出现经量过多或过少，或经期延长，或经间期异常子宫出血等，都可引起不孕。

15 人工流产或产后多长时间来月经? 人工流产会影响月经吗?

一般人工流产后，下丘脑 - 垂体 - 卵巢轴功能逐渐恢复，卵巢恢复排卵，月经来潮，这与机体内人绒毛膜促性腺激素下降速度和程度及雌激素、孕激素等多种妊娠相关激素的改变并逐渐恢复至正常水准有关。人工流产方式不同，恢复排卵时间也存在差异。手术流产为 16 ～ 50 天。药物流产为 8 ～ 36 天。大多女性在人工流产后 6 周内恢复月经。

产后女性月经恢复来潮的时间和是否哺乳有着直接的关联性，未哺乳的女性一般在产后 6 ～ 10 周开始恢复排卵，月经恢复来潮。哺乳女性排卵的恢复除受母乳喂养频率和持续时间的影响，月经恢复来潮时间有较大差异，可能在产后第 2 ～ 18 个月内的任何时候恢复。还有的女性在哺乳期间一直无月经来潮。产后月经的恢复来潮，除了受哺乳的影响，还与产妇卵巢功能以及内分泌功能的恢复情况等有关。

研究发现，在产后 6 个月内，所有月经没有恢复的产妇中有 10% 的人出现了排卵。在完全母乳喂养的产妇中，月经没有恢复的产妇中有 1% ～ 5% 的人出现了排卵。即使月经没有恢复来潮，也有怀孕可能，因此不能将恢复月经作为开始避孕的可靠标志，月经未恢复来潮前，恢复性生活时也应该注意避孕。

随着人们性观念的改变，近年来采用人工流产的女性人数日益攀升，其中有许多女性反复人工流产，严重损害了女性的身心健康。人工流产会影响月经吗？回答当然是肯定的。女性怀孕后体内雌激素、孕激素均升高，而人工流产属于人为中断妊娠的行为，会导致体内雌激素、孕激素急剧下降，造成生殖内分泌调节功能紊乱，从而出现月经不调甚至卵巢功能早衰，出现永久性闭经。反复手术流产的次数过多、手术过重以及个体的因素，导致子宫内膜的损伤，如子宫内膜再生困难，或子宫内膜变薄，或造成宫腔粘连等，出现经量过少、痛经，甚至闭经、继发不育等。所以暂时没有生育计划的女性朋友，一定要采取有效的避孕措施，避免因意外怀孕而频繁人工流产，万万不能把人工流产当作一种万能避孕措施。

16 月经初潮不正常需要就诊吗?

月经第 1 次来潮称月经初潮，初潮年龄多在 13 ～ 15 岁。月经初潮是青春期女性发育的重要标志之一。

在青春期前，生殖干细胞向原始卵泡生长一直受到抑制，进入青春期后，原始卵泡开始向初级卵泡发育，并呈周期性。月经初潮后第 1 年出现月经不规律是正常现象，这是青春期过渡的一部分。

但如果出现下列情况要及时就诊：①月经初潮后 1 年，任何一个月经周期＞ 90 天。②月经初潮后 1 ～ 3 年，月经周期＜ 21 天或＞ 45 天。③月经初潮后 3 年至围绝经期，月经周期＜ 21 天或＞ 35 天或每年＜ 8 个月经周期。④ 15 岁时或乳房发育后 3 年月经未至。⑤连续 2 个经期＞ 7 天。⑥经量多，多于正常月经的 1 倍。

17 更年期月经紊乱要看大夫吗?

1994 年世界卫生组织定义围绝经期是指从临床特征、内分泌学及生物学上开始出现绝经趋势的迹象直至最后 1 次月经后 1 年，一般发生于 45 ～ 55 岁。

围绝经期的月经紊乱多为排卵障碍引起，长期排卵功能失调会引起子宫内膜的病变，甚至子宫内膜癌的发生。另外一部分可能与子宫内膜息肉、子宫腺肌病、子宫平滑肌瘤等器质性疾病有关。

一般异常子宫出血可通过血常规、凝血功能、人绒毛膜促性腺激素、阴道超声、性激素等基本检查初步了解病情，必要时，需要做计算机体层成像、磁共振成像等检查以进一步明确病情。

崩 漏

 什么是崩漏?

案 1 庞某，女，50 岁，已婚，现因阴道反复少量出血 2 个月有余来院就诊。

患者起初以为阴道少量出血是绝经前的表现而未引起重视，3 天前突然阴道出血，量多如冲，随即来院就诊。经询问得知，其阴道出血呈阵发性，经血颜色暗红，夹大血块，平素月经尚规律，经血颜色红，无痛经。妇科检查：子宫偏大，质地偏硬，余无异常。超声检查：子宫以及双附件未见异常。血常规检查：红细胞、血红蛋白低下。凝血功能检查：出血、凝血时间略延长。患者既往有诊断性刮宫手术史，术后常规病理提示：子宫内膜简单型增生过长。李大夫告诉患者，这是属于中医学中的崩漏。患者处绝经之年，肾气渐虚，冲任不固，不能调摄和制约经血，因而发生崩漏。从西医的角度来说，患者属于围绝经期，卵巢功能下降，卵泡质量和数量都下降了。月经中期雌激素过低或者高峰时间持续过短，就不能诱发黄体生成素高峰，没有黄体生成素高峰就没有排卵，没有排卵就没有黄体形成和孕激素产生。子宫内膜长期在雌激素的作用下，导致不规则出血，严重的会导致子宫内膜病变或子宫内膜癌。子宫内膜癌是子宫内膜渐进性病变的结果，其中简单型增生 1% 会转为子宫内膜癌，复杂性增生 3% 会转为子宫内膜癌，不典型增生 23%

会转为子宫内膜癌。此患者既往有诊断性刮宫手术史，提示子宫内膜简单型增生过长，也充分表明这是因为长期排卵功能障碍，患者后期没有经过正规治疗，而疾病复发所致。本例中医辨证属于肝肾阴虚，瘀热交阻，冲任不固型。治疗予补肾调肝，清热化瘀，止血固冲，服药后出血基本控制，出血干净后又予调理心肝脾论治。经过3个月的调理，患者症状再未复发。

案2　孙某，女，14岁，未婚，现因阴道出血1个月不干净来院就诊。

患者1年前月经初潮，月经周期为20～40天，持续时间为7～30天，经量偏多，经血颜色红，夹有血块。1个月前，患者又出现阴道出血，开始时量多如冲，而后时多时少，淋漓不断，经血颜色淡红，无血块，面色黄暗，眼眶暗黑，头晕目眩，心悸失眠，腰酸无力。血常规检查：红细胞计数 $3.77×10^{12}$／升；血红蛋白86克／升。超声检查：子宫以及双附件未见异常。

本例是典型的崩漏患者，所谓"崩为漏之甚，漏为崩之渐"也，崩与漏虽有异，但在疾病演变过程中，二者常相互转化，故临床上概称崩漏。患者月经初至，肾气稚弱，冲任未盛，不能调摄和制约经血，故崩与漏交替出现。从西医的角度来讲，患者超声检查及血常规检查可以排除是器质性疾病、血液系统疾病，应考虑为青春期排卵障碍性异常子宫出血。考虑患者排卵障碍的主要原因是月经刚刚来潮，性腺轴刚刚建立，但还不成熟，需要3～5年的时间来成熟。正常月经中期，当雌激素达到标准数值后，并且持续一定的时间时，可以形成黄体生成素的高峰值，从而诱发排卵，排卵后黄体产生孕激素，孕激素撤退则月经来潮。不成熟的标志为月经中期雌激素对黄体生成素的正反馈作用难以建立，造成排卵障碍，没有排卵就没有孕激素的产生，子宫内膜长期在雌激素作用下导致不规则出血。本例的治疗中，我们一开始即给予孕激素口服，持续21天，让子宫内膜充分转化，在以后月经的后半周期补充孕激素，连续 3 个月经周期。同时，中医考虑到患者出血时间长，经量多，气血亏虚，碍及脾肾，气虚则难以固摄，血虚则难以润养，治疗宜补肾健脾，益气养血。经过 3 个月的中西结合治疗，患者月经基本规律来潮。

崩漏是以妇女月经非时而下，或突然大量下血不止，或下血淋漓不净为常见症的月经病。其发病急骤，暴下如注，大量出血者为崩；病势缓，出血量少，淋漓不净者为漏。明代《景岳全书》云："崩漏不止，经乱之甚者也。"这句话形象描述了崩漏与普通月经病的区别。崩漏常见于青春期和绝经过渡期女性，生育期女性也可因多囊卵巢综合征等疾病引起。崩漏是妇科疑难急重病症，其发病原因复杂，是数个病因的叠加，可概括为虚、瘀、热 3 个方面。

崩漏的临床表现为，月经周期紊乱，月经超过 15 天，甚或数月不断，亦有停闭数月又突暴下不止或淋漓不尽，影响生活。崩漏相当于现代医学中的异常子宫出血中的无排卵型。由于卵巢无排卵，子宫内膜受单纯雌激素影响而无孕激素对抗，当达到或超过雌激素的子宫内膜出血阈值时，可发生雌激素突破性出血。突破性出血分阈值雌激素和高雌激素 2 种。阈值雌激素低可发生间断性少量出血，因子宫内膜修复慢，表现为出血淋漓不净；高雌激素会引起子宫内膜过度增厚，又无孕激素对抗，易发生急性突破性出血，量多，甚至引起失血性休克。

 什么是异常子宫出血?

异常子宫出血必须排除妊娠和产褥期相关的出血，也不包含青春发育前和绝经后出血。它是常见的妇科疾病，是指与正常月经的周期频率、规律性、经期长度、经期出血量任何一项不符的，源自子宫的异常出血。

异常子宫出血一般分为器质性异常出血和功能性异常出血 2 大类。常见诱因：精神紧张、营养不良、代谢紊乱、慢性疾病、环境及气候骤变、饮食紊乱、过度运动、过度减肥、酗酒以及其他药物影响等。

如何区分异常子宫出血?

我们根据下表可以区分异常子宫出血。

异常子宫出血

月经情况	术语	范围
周期频率	月经频发	<21天
	月经稀发	>35天
周期规律性 (近1年周期之间的变化)	规律月经	<7天
	不规律月经	≥7天
经期长度	闭经	≥180天
	经期延长	>7天
	经期过短	<3天
经期出血量	月经过多	>80毫升
	月经过少	<5毫升

 异常子宫出血的原因有哪些?

（1）子宫内膜息肉：主要表现为经量过多、不规则出血等。少数会有腺体的不典型增生或恶变，其中息肉体积大，伴有高血压常是恶变的高危因素。

（2）子宫腺肌病：主要表现为月经过多和经期延长，其中多数患者有痛经的表现，另外部分患者有经期间出血、不孕的表现。

（3）子宫平滑肌瘤：按肌瘤与子宫肌壁的关系分为浆膜下肌瘤、肌壁间肌瘤、黏膜下肌瘤。子宫肌瘤可无症状，仅在检查时发现。其中黏膜下肌瘤向宫腔生长容易导致异常子宫出血，如经期延长、经量增多，并增加贫血的风险。子宫肌瘤体积过大时，会引起尿频、排尿困难以及便秘。子宫肌瘤还可能增加流产风险、降低受孕率以及引起妊娠并发症。

（4）子宫内膜恶变与不典型增生：绝经前或绝经后女性出现异常子宫出

血，必须排除恶性肿瘤的可能。危险因素包括年龄、肥胖、初潮早、绝经晚、多囊卵巢综合征、未生育等。

（5）全身凝血相关疾病：这是凝血系统的紊乱，包括再生障碍性贫血、各类白血病、凝血因子异常、血小板减少等全身凝血机制的异常。常见原因有血管性血友病，血小板功能缺损，严重肝、肾疾病等。月经过多的女性中约13%的人有全身性凝血异常。

> **案** 李大夫坐诊时，来了一位特殊的患者，一眼看过去面黄肌瘦，由她的丈夫搀扶着走进诊室的。
>
> 患者就诊时，经询问病史可知，王某，女，42岁，已婚。她是一个非常不幸的患者，患有肾功能衰竭已经10余年，现在每周3次来院做透析治疗，以维持生命。近几年她的月经开始紊乱，没有固定的周期，且经量增多。最近半年阴道出血几乎没有停止过，时多时少。长期肾功能不好的患者本来就贫血，再加上阴道反复出血，更是雪上加霜。昨天她在肾内科复查血常规检查时提示：严重贫血。这会影响心脏和大脑的供血，甚至造成猝死。综合相关诊断，初步确诊为：异常子宫出血；重度贫血；肾功能衰竭（尿毒症期）。
>
> 对于这么严重的异常子宫出血该怎么办呢？大剂量人工合成的孕激素可以止血，但对肾功能有一定损害。除了药物治疗，还可以行子宫动脉栓塞术或者子宫切除术，但目前对患者而言，都无法接受。常规的治疗方法都行不通，这可怎么办呢？
>
> 在与患者及其家属充分沟通下，李大夫建议她采用子宫内膜消融术，通过射频能量一次性祛除子宫内膜。这是一种微创手术，平均治疗时间只要90秒，对患者来说风险相对较小，又可以一次性解决出血难题。患者及其家属考虑后采纳了李大夫的建议，于是就安排她当天住进病房，行透析1次，第2天做了相关手术，术后阴道出血就停止了，第3天出院，到肾内科继续透析治疗。

（6）排卵障碍：包括排卵稀发、无排卵及黄体功能不足等。此类情况经常发生在青春期或围绝经期的女性。生育期女性也可能由于多囊卵巢综合征、肥胖、高催乳素血症等疾病所引起。

（7）子宫内膜局部异常：如子宫结构正常，月经周期规律且没有全身凝血功能障碍的患者，是子宫内膜局部的凝血机制紊乱所致。目前还没有临床检查可以诊断子宫内膜局部异常，其主要依赖于详细的病史采集和排除其他因素来确诊。

（8）医源性的异常子宫出血：主要与激素治疗、宫内节育器等医疗干预有关。

（9）未分类的异常子宫出血：临床上罕见的或未被定义的，如动脉畸形、静脉畸形、子宫肌层肥大和慢性子宫内膜炎（不是由宫内节育器引起的）等。

 异常子宫出血需要做哪些检查？

当发现异常子宫出血时，请及时到医院去做检查。一般来说，对于有性生活的女性，医生会先给她做个妇科检查初步判断出血的部位。除此之外，还要进行超声检查和其他的一些检查以排除一些疾病。

（1）血常规：是否存在贫血以及感染情况。

（2）凝血功能：排除凝血功能异常。

（3）超声检查：了解子宫及双附件的情况，如有无子宫内膜增厚、宫腔占位、子宫肌瘤、卵巢肿块等。

（4）性激素测定：了解有无排卵及无排卵的病因。

（5）宫腔镜检查：通过直接观察或连接摄像系统和监视屏幕将宫腔、宫颈管内图像放大显示，以确诊或辅助诊断宫腔及宫颈管病变。

案 匡某，女，37岁，已婚，现因经期间出血3个月来院就诊。

患者平素月经规律，但近3个月来，月经干净1周后，又出现阴道少量出血，持续2~3天，出血量不多。妇科检查：未见明显异常。血常规、凝血功能、性激素检查：基本正常。超声检查：子宫内膜回声不均，厚8毫米，子宫内膜处可见大小1.3厘米×0.7厘米的稍高回声团块，边界清，有包膜。患者在李大夫的建议下做了宫腔镜检查，检查提示：子宫内膜肥厚，子宫底部见1个红色球形赘生物，直径1厘米，质软，边界清晰。然后李大夫又在宫腔镜下，给她做了子宫内膜病损切除＋诊断性刮宫手术，术后常规病理提示：子宫内膜增生伴息肉形成。

术后李大夫告诉她，子宫内膜息肉可以发生于青春期后任何年龄，其好发年龄在40~49岁。子宫内膜息肉的临床表现千差万别，包括异常子宫出血、月经过多、不孕等。其中异常子宫出血的患者中有10%~40%存在子宫内膜息肉。子宫内膜息肉常用的检查手段为阴道超声检查，尤其适用于异常子宫出血患者的筛查。子宫内膜息肉在超声中的表现为子宫内膜局部的高回声团块或者子宫内膜的不均匀增厚，该表现有时与黏膜下肌瘤可能具有相似的声像而难以区分，最佳的检查时间为经期的第7~10天，也就是内膜较薄的时候，此时假阳性率和假阴性率较低。

宫腔镜检查联合病理学活检是子宫内膜息肉诊断的金标准。宫腔镜的优势在于：可以通过镜下，准确诊断子宫内膜息肉的同时进行子宫内膜息肉的切除，另外还可以发现和处理其他伴发的子宫内膜病变。宫腔镜下息肉切除术被推荐为治疗子宫内膜息肉最理想的方法，其不仅可以大大减轻患者出血的症状，而且还可以通过进行子宫内膜息肉活检排除恶性病变。

（6）促甲状腺激素测定：是否存在甲状腺功能亢进及甲状腺功能减退。

（7）胰岛素释放试验：是否存在胰岛素抵抗或高胰岛素血症。

（8）基础体温：有助于了解出血与月经周期的关系以及有无排卵。

 子宫肌瘤会引起阴道异常出血吗？该怎么办？

案1 张某，女，46岁，已婚，现因阴道大量出血2天来院就诊。

7年前，患者于当地医院体检时发现子宫平滑肌瘤，此后未定期复查。患者平素月经规律，经量中等，近2年经量明显增多。1年前复查，超声检查：子宫平滑肌瘤直径10厘米，建议手术治疗，患者拒绝。2天前，患者阴道出血量多如冲，夹大量血块。现由家人搀扶入院，面如白纸，声音无力，表情淡漠。综合相关诊断，确诊为子宫平滑肌瘤伴异常子宫出血，遂收入院行手术治疗，术中见子宫前壁肌瘤14厘米，大部分突入宫腔。手术2周后复查无明显异常。患者阴道出血为子宫肌瘤较大，且突入宫腔引起子宫收缩乏力，而造成阴道大量出血。

案2 林某，女，38岁，已婚，现因阴道少量出血半个月，出血量多3天来院就诊。

患者平素月经规律，经量中等，有子宫肌瘤病史3年，子宫肌瘤大小约3厘米，每年超声检查无明显变化。半个月前，患者出现阴道少量出血，3天前，阴道出血明显增多。超声检查：子宫内膜见稍高回声团块，大小约10厘米。综合相关诊断，本例出血与子宫内膜占位有关，而非子宫肌瘤引起。收入院行宫腔镜检查和诊断性刮宫手术，术后月经恢复正常。林某虽然患有子宫肌瘤，但子宫肌瘤不大，不影响子宫收缩，也不影响子宫内膜，所以林某阴道出血仅为子宫内膜占位引起子宫出血。

　　子宫肌瘤是女性最常见的良性肿瘤，常见于育龄期。按肌瘤与子宫肌壁的关系子宫肌瘤可分为浆膜下肌瘤、肌壁间肌瘤、黏膜下肌瘤。其中浆膜下肌瘤向浆膜面生长，突出子宫表面；肌壁间肌瘤周围被肌层包围；黏膜下肌瘤向宫腔方向生长，突出于宫腔，部分黏膜下肌瘤可被挤出宫腔，突入阴道。子宫肌瘤好发于生育期，青春期前少见，绝经后萎缩或消失。大的肌壁间肌瘤（如案1中的）和黏膜下肌瘤影响子宫收缩会引起月经的异常，表现为阴道异常出血。

　　子宫肌瘤的治疗因人而异，根据子宫肌瘤的位置和引起临床症状不同，采取不同措施。主要治疗方法如下：

　　（1）评估治疗：无症状患者，或不愿接受药物及手术治疗的患者，需定期检查，如子宫肌瘤增大或出现症状需要进一步评估以决定治疗方案。

　　（2）药物治疗：目前没有药物可以令子宫肌瘤消失。药物治疗针对的是子宫肌瘤的相关症状。常用的治疗药物有口服避孕药、促性腺激素释放激素类似物等。

　　（3）手术治疗：这是子宫肌瘤的主要治疗方法。适用于子宫肌瘤导致月经过多，继发性贫血者；子宫肌瘤引起腹痛、性交疼痛及子宫肌瘤蒂扭转导致的腹痛者；子宫肌瘤增大引起压迫症状者，如尿频、便秘等；子宫肌瘤引起不孕或反复流产者；疑似子宫肉瘤病变者等。

7　同房后阴道出血为什么需要做宫颈癌筛查？

　　案　谢某，女，31岁，已婚。患者走进诊室的时候，眉头微蹙，带着一丝焦虑。当李大夫和蔼地问患者哪里不舒服时，患者欲言又止，小声地说："大夫，我可能得宫颈癌了。"李大夫耐心地询问患者为什么怀疑自己得了宫颈癌。患者说："最近和老公同房之后，阴道就会流血，有好几次了。后来上网查了一下，网上说同房后出血就是宫颈癌。"随着互联网的普及，经常有患者出现异常症状之后，自己上网查询，然后对号入座，给自己下诊断结论。由于患者缺乏专业知识，加上部分网站信息等误导，患者很难全面分析自己出现的问题，而只是撷取了一些只言片语，甚至给自己误诊，这在门诊属于比较常见的现象。

李大夫告诉患者，同房后阴道出血的原因有很多，其中宫颈癌前病变和宫颈癌是导致同房后阴道出血的常见高危因素，但有些疾病也会引起，如宫颈息肉、月经紊乱等都有可能导致同房后阴道出血。虽然李大夫还没有给患者做相关检查，但是李大夫根据多年的临床经验，鉴于患者还比较年轻，认为患者得宫颈癌的可能性其实是比较小的，毕竟癌症不是常见病。

听了李大夫的讲解，患者的心情明显放松了许多，说道："那么大夫，我要做什么检查才能搞清楚我到底是什么病？"李大夫告诉她说："很简单，先做个常规妇科检查，可以查看是不是宫颈出血，明确出血的部位，然后再决定后续的检查和治疗方案。"患者采纳了李大夫的建议，配合做了妇科检查。通过检查发现，她的宫颈口长了一枚蚕豆大小的鲜红色赘生物，触之有少量出血。李大夫告诉患者，这枚小小的赘生物应该就是罪魁祸首。

女性宫颈是盆腔的守门人，它是抵御阴道内病原菌进入宫腔的重要防线，但是不洁性生活、流产以及分娩都有可能让这个守门人受到损伤而发生感染。长期慢性炎症刺激、宫颈管黏膜增生就有可能形成宫颈赘生物，也就是我们常说的宫颈息肉。它绝大多数都是良性的增生，极少数有恶变可能。这也是年轻女性同房后阴道出血的常见原因。李大夫在门诊还经常碰到怀孕女性阴道反复出血，以为是流产了，结果妇科检查发现，其实是宫颈赘生物在作祟。因此，有性生活的女性，每年做 1 次常规妇科检查是很有必要的，尤其是备孕妈妈们，孕前更需要做妇科检查，以处理可能存在的隐患。

一旦发现宫颈赘生物不用过分紧张，只要预约 1 个小小的门诊手术，就可以把它解决。这个门诊小手术一般只要几分钟，几乎没有什么疼痛，不需要麻醉，做完就可以离开，24小时避免剧烈运动就可以恢复了。个别长得比较粗壮的赘生物，需要住院1~2天，在宫腔镜下完成手术。手术也是比较简单的，而且术后恢复非常快且好，没有任何瘢痕，也不会留下什么后遗症。

因为患者就诊比较及时，她的宫颈赘生物比较小，门诊手术完全没问题。在李大夫的安排下，患者当天就很顺利地完成了门诊手术，高高兴兴地回家了。

在此，要提醒各位女性朋友，如果出现同房后阴道出血，往往与宫颈赘生物、宫颈病变等有关。为了自己的健康，如果有同房后阴道出血，一定要及时做宫颈癌筛查。

妇科检查了解外阴、阴道、宫颈外观，可发现是否有赘生物。宫颈癌筛查可以明确宫颈是否存在人乳头瘤病毒感染及是否有细胞学改变。

筛查区间：

🌸21～29岁的女性可每3年进行1次单纯宫颈细胞学筛查。

🌸30～65岁的女性可每3年进行1次单纯宫颈细胞学筛查，每5年进行1次单纯高危人乳头瘤病毒检测，或每5年进行1次高危人乳头瘤病毒检测联合宫颈细胞学筛查。

🌸小于21岁的女性，不建议常规筛查。但具有高危因素者（性生活早、性伴侣多、有既往多次流产史、有不良生活习惯等）、伴有临床症状者（接触性阴道出血等），仍建议筛查。

🌸65岁以上的女性，既往接受充分筛查且无宫颈癌高危因素者，无须再常规筛查。

 为什么口服紧急避孕药后会阴道出血？

案1 叶某，女，26岁，未婚，现因口服紧急避孕药后阴道少量出血4天来院就诊。

患者平素月经规律，经量中等，无痛经，无血块。12天前，患者因无避孕措施，性生活后口服紧急避孕药（左炔诺孕酮片）1粒。7天前，患者因无避孕措施，性生活后再次口服紧急避孕药1粒。4天前，患者出现阴道出血，出血量少，出血颜色暗红，伴有褐色分泌物。综合相关诊断，确诊为口服紧急避孕药引起的撤退性阴道出血。

案2 王某，女，28岁，已婚，现因阴道出血3天来院就诊。

患者平素月经规律，28天左右来次月经，经量中等，无痛经，月经持续7天干净。患者就诊时，距下次经期尚有10天左右，即出现阴道出血，出血量略少于平常。询问有无服药史，患者诉因无生育计划，4天前，性生活后曾服紧急避孕药（左炔诺孕酮片）。尿妊娠试验检查：阴性。妇科检查：未见异常。超声检查：子宫内膜厚0.5厘米，子宫以及双附件未见异常。考虑患者为服紧急避孕药后导致的撤退性阴道出血，因患者无不适，告知暂无须处理，但若阴道出血持续1周以上不干净，则仍需来院诊治。

紧急避孕药作为无保护性生活或避孕失败后的补救措施主要有两种：第一种是抗雌激素活性的人工合成孕激素，主要是起抑制排卵或抑制着床的作用，如左炔诺孕酮片；第二种是孕激素的拮抗剂，如米非司酮。上案两位女性选用的都是第一种人工合成孕激素（左炔诺孕酮片）。左炔诺孕酮片其主要成分为孕激素。紧急避孕药激素含量大，副作用亦大。常见的副作用有恶心、呕吐、内分泌紊乱、不规则出血、月经紊乱等。

口服孕激素类紧急避孕药后，往往因为体内激素的变化，出现撤退性阴道出血。如排卵前，子宫内膜相对较薄，口服紧急避孕药后，引起撤退性阴道出血，往往少于经量；又如排卵后服药，则对经量影响不大，一般不需处理；再如遇到服药后，出现阴道出血淋漓不尽或月经到期未至时，应考虑是否怀孕，及时前往医院就诊。

什么样的异常子宫出血需要做诊断性刮宫手术？

> **案** 潘某，女，42岁，已婚，现因阴道不规则出血反复发作半年来院就诊。
>
> 患者平素月经规律，经量中等，无痛经，无血块。患者半年前，曾因阴道不规则出血10天，就诊于当地医院，当时超声检查正常，予口服止血药物治疗，服药2天后，阴道出血止。2个月前，患者再次阴道不规则出血，因出血量多就诊于当地医院。血常规检查：轻度贫血。超声检查：子宫内膜增厚。建议行诊断性刮宫手术，患者拒绝。7天前，患者阴道又少量出血，3天前，出血量增多，夹血块，现2小时使用一片日用卫生巾。患者经药物保守治疗病情未愈，现已中度贫血，而子宫内膜仍厚，再次建议行诊断性刮宫手术。手术1周后，患者阴道出血止。子宫内膜病理提示：子宫内膜增生伴非典型增生。

对药物治疗无效或病情顽固容易反复发作的患者，以及不规则出血病程较长的患者都应采用诊断性刮宫手术。尤其是40岁以上患者，出现异常子宫出血时，应首选诊断性刮宫手术，既可以迅速止血又可以明确子宫内膜的情况。

诊断性刮宫手术止血快、安全、效果也较好。它可收集刮出的子宫内膜，并送检病理科化验，以便了解有无息肉、肿瘤等其他疾病，是临床上诊断子宫病变的重要依据。但因其属于盲刮，对微小病灶容易漏诊，尤其是绝经后的患者，所以建议一般在宫腔镜下进行诊断性刮宫手术。

宫腔镜检查的优势是能够直观清晰地观察宫腔内的异常病变，对可疑病灶取活组织送病理检查，以明确诊断。若能确定存在病变，可在宫腔镜直视下精准地切除病灶，同时保护正常内膜组织不受创伤。对黏膜下子宫肌瘤、子宫内膜息肉，可选择宫腔镜下子宫肌瘤切除术和子宫内膜息肉切除术，满足年轻患者保留子宫生育功能的需求。宫腔镜下子宫内膜息肉切除术可以在直视下沿着息肉根部完整切除，创面损伤小，还大大降低了子宫内膜息肉的复发风险。

10 中医对崩漏的认识有哪些?

宋代陈自明提出"妇人以血为本"的思想，强调了血在女性生长发育、

白术

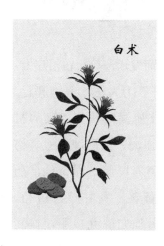

经孕胎产、疾病发展中有重要的作用。在女性整个生长发育的过程中，血作为最基本、最重要的物质参与其中，不仅可以化为月经按时来潮，而且还与女性妊娠、哺乳及产后病的发生有密切的关系。气血旺盛胞宫充盈，月经方能按时来潮；妊娠时期气血调达，使胎有所养，产时顺利，产后乳汁流畅，产后病较少发生。因此，"妇人以血为本"，只有气充血盈，其特殊生理功能

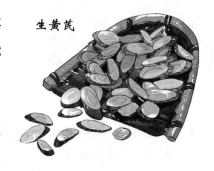
生黄芪

才能正常运行。

根据女性的生理特点，以气血辨证为中心，从肝、脾、肾入手，用"妇人以血为本"的思想来辨证论治。如患者自感乏力不适，少气懒言，头晕失眠，属气血不足者，当予益气健脾，调补气血；又如患者腰膝酸软，眩晕耳鸣，口干易出汗，属肝肾阴虚者，当予滋阴养血，调补肝肾；再如患者自觉脾

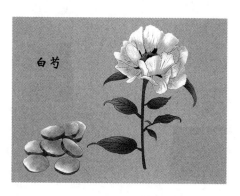
白芍

气暴躁易怒，胸胁刺痛隐隐，属肝郁血瘀肾虚者，当予疏肝理气，活血补肾。

对于崩漏的治疗，中医学有着系统的辨证论治体系。本着"急则治其标，缓则治其本"的原则，灵活运用

"塞流、澄源、复旧"的治疗方法。如急性出血时，应"塞流"为主，结合"澄源"。待出血控制后，"澄源"与"复旧"相结合。

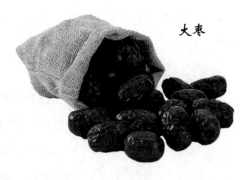

大枣

孟河医派代表医家马培之先生认为，月经病与"肝脾气血不和"相关，或"肝郁气滞"而致月经后期，或"化火入血"而致月经先期，或"肝不藏血"而发崩漏等。在治疗上，孟河医派以"调肝"为大法，兼顾脾肾。马培之先生在治疗崩漏时认为，其病机为"肝不藏血"。崩漏，如肝脾两亏、伤及奇经者，急以调养肝脾，固奇经，药用党参、白术、黄芪、炙甘草、白芍、红枣、菟丝子，另加归脾丸口服，血止后养心补脾；水亏木旺、肝火上升者，则应育阴清肝，药用生地黄、当归、白芍、牡丹皮、丹参、川石斛、南沙参、怀牛

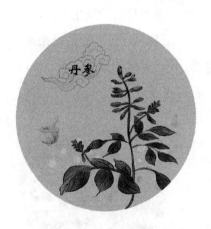

丹参

膝、石决明等。治疗时，不仅局限于出血期，出血控制后需重视"澄源、复旧"。这与现代治疗月经病理念相一致。在急性出血控制后，仍需调整月经周期，恢复排卵。

闭 经

 为什么有些女性都 16 岁了还不来月经?

案 1 在某天下午临近下班时，门诊上急匆匆来了一名妇女带着一名 16 岁的女孩。患者母亲非常焦虑地说道："大夫，快帮我女儿看看吧！她近 1 年来经常小腹痛，看了好几次大夫，都排除了内科和外科疾病，就是查不出是什么原因引起的。今天下午突然肚子又痛了，内科大夫建议来妇科看下。"李大夫仔细询问了患者病史，患者是一个 16 岁的女孩，未有性生活史，从没来过月经，近 1 年不定期出现小腹疼痛，持续 3～5 天，中间有 1 天最痛的时候牵及肛门，有便意感，手足冰冷出汗。李大夫暗自思考，患者已到了初潮的年龄，体格检查时，发现乳房和阴毛发育正常，是来月经吗？还是生殖器异常导致的闭经、腹痛呢？为了证实想法，李大夫让患者去做了超声检查，结果提示：子宫腔及阴道上段积血，子宫以及双附件未见异常。但有月经的产生为什么没有经血排出呢？李大夫又让患者做了妇科检查，结果提示：外阴女性化，处女膜呈半月形，棉签探查阴道有阻隔，直肠指诊见子宫压痛明显。综合相关诊断，李大夫告诉患者家属，可以确诊为阴道下段闭锁，经血排出不畅，宫腔压力大引起的腹痛。而患者 16 岁，尚未建立成熟的内分泌轴，月经尚不规律，所以出现不定期的下腹痛，建议患者尽早手术治疗。

案2 李大夫从医20多年，每天都会与各种各样的疾病打交道，有的是常见病，有的是很罕见，见了就终生难忘。

记得一天下午，门诊来了一位特殊的患者。申某，女，18岁，未婚，由其母亲陪同就诊。当母女俩走进诊室的第一眼，李大夫就下意识地觉得这个患者有点特殊。患者身材矮小，150厘米左右，比较壮实，表情平淡。患者家属诉说，她虽已年满18岁，但是月经还没有来过。李大夫仔细询问之后了解到，患者从小就比同龄人矮，因为她父母本身也不高，觉得她反正还没有来月经，来月经之前个子还能再长长，所以没有特别重视她的身高问题。这次是因为她的月经迟迟不来，有些担心，害怕影响她以后结婚生育，所以特意从乡下赶到城里来看病。

与患者交谈几句，发现她应答基本正常，没有明显的智力障碍。李大夫带患者到妇科检查室做了体格检查，发现她的乳房也没有发育。李大夫随即给她安排了血常规、超声、骨龄检测等一系列检查。综合相关诊断可知，患者月经不来是因为她得了一种叫特纳综合征的疾病。

特纳综合征患者大多是因为矮小、闭经或者不孕就诊。如果就诊及时，在10岁以前药物干预，那么大部分患者可以有比较理想的身高。到了患者这个年龄就诊，已经错失了促进长高治疗的黄金时期，这个时候，能帮助她的就是模拟人工周期，刺激乳房与生殖器发育，让月经来潮，维持女性的特征，使她成年以后可以有正常的性生活，但恢复生育能力就很困难了。

初潮年龄受遗传、营养、体重、环境等多种因素的影响。近年来随着生活水平的提高，营养富足，月经初潮年龄有提前的趋势。青春期女性年龄超过14岁，第二性征未发育，或年龄超过16岁，第二性征已发育，月经从未来潮，都属于原发性闭经。按第二性征存在情况，原发性闭经可分为第二性征存在和第二性征缺乏两种类型。

（1）第二性征存在的原发性闭经：米勒管发育不全综合征、抵抗性卵巢综合征、生殖道下段闭锁、真两性畸形、雄激素不敏感综合征等。

☽ 米勒管发育不全综合征的表现是始基子宫（多数无宫腔或有宫腔无内膜，如有部分子宫内膜，闭经可伴有周期性下腹痛）或无子宫、无阴道，染色体核型正常，外生殖器、性腺发育正常。

☽ 抵抗性卵巢综合征的表现为原发性闭经，但性征发育接近正常。

☽ 生殖道下段闭锁导致的闭经又称为隐性闭经，包括处女膜闭锁或阴道横隔、先天性无阴道、阴道闭锁、宫颈闭锁等，导致经血无法流出，闭经的同时常伴有周期性腹痛。

☽ 真两性畸形的染色体核型为 XX，XY 或嵌合体，有男性和女性性腺，较为罕见。

☽ 雄激素不敏感综合征为男性假两性畸形，染色体核型为 46，XY，性腺是睾丸，在腹腔内或腹股沟内，但靶细胞睾酮受体有缺陷，所以表型为女性，乳房发育丰满，但乳头、乳晕不发育。

（2）第二性征缺乏的原发性闭经：可分为高促性腺激素性腺功能减退造成的原发性闭经和低促性腺激素性腺功能减退造成的原发性闭经。

☽ 高促性腺激素性腺功能减退多是因先天性性腺衰竭导致性激素分泌减少，出现黄体生成素、卵泡刺激素反馈性升高。包括以下情况：①特纳综合征。性腺先天性发育不全，性染色体异常。临床表现为原发性闭经、性腺不发育、第二性征发育不良、生长缓慢、身材矮小，常伴蹼颈、肾、骨骼畸形等。②单纯性腺发育不全。性染色体为 46，XX 或 46，XY，表型为女性。46，XY 核型者在 10～20 岁容易发生性腺母细胞瘤或无性细胞瘤，所以一旦诊断明确应切除条索状性腺。

☽ 低促性腺激素性腺功能减退多是因下丘脑分泌促性腺激素释放激素不足或垂体分泌促性腺激素不足导致的，包括嗅觉缺失综合征、特发性低促性腺激素性腺功能低下、颅咽管瘤、垂体腺瘤、原发性垂体功能不足等。临床表现为原发性闭经、第二性征发育不良、性幼稚等，但女性内生殖器分化正常。

原发性闭经还应与青春期延迟相鉴别，当青春期与性发育比正常人群性征出现的年龄晚 2.5 个标准差时，称青春期延迟。鉴别青春期延迟和原发性闭经可前往正规医院做进一步检查。

 吃哪些药会引起闭经?

> **案** 李某，女，28岁，已婚。她是家属陪同前来的，家属在问诊之前先将李大夫叫到一旁，悄悄告诉李大夫说："大夫，我妹妹比较特殊，2 年前发现有精神分裂症，一直在吃舒必利，月经半年没来了，精神科大夫建议我们来妇科看看。"细问病史，患者已婚，夫妻生活正常，月经失调外伴入睡困难，乳溢，口苦咽干，易怒，大便偏干。现症：舌红苔黄，脉弦滑。排除怀孕和其他因素，综合相关诊断，考虑为因长期服用抗精神病药物导致的高催乳素血症引起的闭经。考虑到患者不能停止服用抗精神病药物，建议她咨询神经内科大夫是否可以根据她的病情减量或者调整用药。中药予柴胡龙骨牡蛎汤加减服用，并嘱咐家属关注她的情绪，帮助她调畅情志。

药源性闭经是长期使用某些药物而导致的继发性闭经，大多数可逆，停药后 3 ～ 6 个月能恢复。常见引起药源性闭经的药物如下：

（1）抗精神病药物：羟哌氯丙嗪、氯丙嗪、利培酮、氯氮平、舒必利、氟哌啶醇、奥氮平等。抗精神药物服用过度会造成闭经、月经紊乱、性欲减退等。

（2）复方口服避孕药：因药中含有高效的外源性雌激素、孕激素，通过负反馈机制，抑制垂体促性腺激素的分泌而抑制内源性雌激素、孕激素的产生。通过影响卵泡发育、改变子宫内膜形态和宫颈黏液的性质以达到避孕效果。复方口服避孕药经过不断发展改进，不仅在避孕方面安全可靠，而且在调整月经周期，治疗多毛、痤疮等方面得到了广泛应用。但是，小部分人服用复方口服避孕药也可能会因为被过度抑制下丘脑－垂体－卵巢轴而引起继发性闭经，尤其是既往有月经稀发、闭经、初潮延迟者更易发生。

（3）利血平：这是临床上治疗高血压的药物，同时也能起到镇静、抑制中枢神经的作用。长期使用容易出现闭经、嗜睡、心动过缓、性功能减退等，少数男性患者可见乳房发育。

（4）甲氧氯普胺：具有镇吐作用，主要用于治疗放疗、化疗、手术、颅脑损伤以及药物引起的呕吐。若长期服用易引起下丘脑－垂体－卵巢轴功能紊乱，导致闭经、乳溢、性欲下降等。

（5）环磷酰胺：它作为抗肿瘤药物，有较强的免疫抑制作用，广泛用于免疫相关性肾病和结缔组织疾病的治疗。相关数据表明，长期使用环磷酰胺静脉冲击治疗造成的闭经率为45%，口服方式治疗造成的闭经率则高达71%。它的活性代谢物会通过与脱氧核糖核酸、细胞内酶及蛋白质发生交联而对卵泡产生毒性作用，减少初级卵泡和次级卵泡的数量，使卵巢不排卵，导致闭经。

 学习工作压力大会引起闭经吗？

案1 杨某，女，23岁，未婚。患者就诊时愁容满面，眉头紧锁地说道："大夫，我本来忙得没空来医院，因为后天就要毕业答辩了，可是我的月经已经4个月不来了，而且最近脸上还有痤疮，都快毁容了。我这是怎么了？"患者告诉李大夫，她是一名即将毕业的大四学生，半年前，她在撰写毕业论文的同时也积极地参加各种招聘会，可是发出的简历都石沉大海了。她没有办法，只好准备考研，复习时间不够，就常常熬夜，结果月经不来了，整天没怎么吃东西，却觉得胃胀气。患者否认性生活史，平素月经规律。患者就诊时，舌质紫暗，脉沉弦。综合相关诊断，中医辨证为气滞血瘀型，宜行气活血，祛瘀通经，方用膈下逐瘀汤加减，并嘱咐患者要舒畅情志，注意自我调节解压，必要时可外出旅游，放松心情。

半年后，患者笑容满面地来复诊说："大夫，我顺利完成答辩之后就出去旅行，去见草原的牛羊，尝山间的清泉。玩了2个月，以游记为背景在网上写连载小说，获得了许多读者的喜爱，也有网站编辑来找我签约做一名专职作家。我的月经都规律了。"李大夫向她道喜，可见保持乐观，调节精神压力，避免过度劳累对女性尤为重要。

案2 一次李大夫在坐专家门诊时，匆匆走进一位患者，她体形匀称，衣着讲究，颇有气场。她一落座，没等李大夫发问，就焦虑地诉说起她的问题。邢某，女，38岁，已婚。平素月经规律，没有特殊病史。患者近1年来月经变得不规律，经常推迟，而且经量越来越少，色泽发暗，这次已经4个多月没来月经。停经2个多月的时候，她在药店买了益母草胶囊服用了1周，但月经还是没有来。半年前，她做过1次全面的体检，发现除了胆囊有个小结石，其他没有什么异常。

于是结合相关病史，李大夫问她："你是否有正常的性生活？"她说："最近半年，先生在外地，没有性生活。"排除了怀孕的可能，李大夫继续问她："月经这么久没来，有什么与以前不同的感觉吗？"她说："近期睡眠越来越差，老是会一阵阵出汗，有时半夜醒来也会出汗，然后就睡不着。"

问到这里，李大夫基本可以判断她月经之所以不来，很有可能是卵巢功能早衰导致的。李大夫让她先去做了个超声检查，结果显示双侧卵巢明显缩小。她已经停经4个多月，说明患者的卵巢很有可能罢工了，不分泌雌激素了。为了验证这个可能性，李大夫建议她抽血查下性激素六项。

女性的魅力取决于荷尔蒙的分泌，我们常说的荷尔蒙就是激素，包括性激素等。性激素六项是妇科常用的检查项目之一，它包括女性体内的六项激素水平：卵泡刺激素、黄体生成素、雌二醇、孕酮、睾酮和催乳素。通过测定性激素六项，我们可以了解患者的内分泌功能，尤其是卵巢功能。

第二天，患者带着她的性激素检查报告又来到门诊。李大夫接过报告，发现她有卵巢功能早衰的情况，于是把这个情况告诉了她。患者听完后，着急地问："大夫，卵巢功能早衰可以治疗吗？我的月经还能来吗？"

患者没有再次生育的要求，但是她希望能恢复月经，李大夫详细询问了她有无恶性肿瘤、血栓等病史，排除了服药禁忌证，建议她服用雌激素、孕激素模拟人工周期治疗，一般1~2个疗程，月经就可以恢复了。同时建议她劳逸结合，适当运动和放松，有助于身心恢复。

1个月过后，患者复诊，再次见到她，她的精神状态明显较前有了改善。她高兴地告诉李大夫，服药1个月后，月经果然如期来潮，量较以前稍微少点，出汗、失眠也得到了很大的改善。

现代都市生活节奏快而紧张，女性不仅要承担学习工作压力，还要兼顾家庭的平衡，女性又较男性心思细腻，情绪容易波动。若女性长期处于精神紧张、焦虑、抑郁、烦躁等应激状态下，就会引起女性的内分泌异常，出现月经紊乱、排卵障碍、闭经、卵巢功能早衰等情况。

 为什么有些女性减肥之后月经不来了？

唐朝女性以"胖"为美，而现代女性多是闻"脂"色变，减肥似乎是大多数女性一生都在进行的一项事业。我们经常看到一些报道，"某女为保持身材5年没吃过主食"或者"健身房某女锻炼1个月体脂率下降破纪录"，然而，有些女性刚瘦成"A4腰""竹竿腿"就发现月经不来了，还有些出现女性运动员的三联征：闭经、骨质疏松、膳食紊乱。

减肥和月经之间究竟有什么联系呢？

案 刘某，女，21岁，未婚。患者就诊时很引人注目，原因是她看上去太瘦了，纤细的身材，面色发黄，表情淡漠，行动时有林黛玉的弱柳扶风之态，甚至令人担心她随时会晕倒。细问病史，患者身高163厘米，原体重60千克，平素月经规律，否认性生活史。半年前，因为向自己心仪的男生表白被拒绝了，觉得男生是因为自己微胖而不喜欢自己，于是痛下决心，不惜一切代价减肥。

患者参照网络流传的"21天减肥法"实行自己的减肥计划，或断食3天只喝水，或轻断食只吃水果，不吃主食，另外每日坚持操场跑步或跳瘦身操2小时。经过严苛的"魔鬼训练"1个月后，患者体重下降12千克，但同时也发现自己常常头晕乏力，月经也变得不规律了。患者没有重视，继续坚持自己严苛的减肥计划，3个月后，体重下降到了42千克，还没有顾上开心，发现自己的月经彻底不来了。于是稍微对自己放松了些，开始少量进食主食，但月经仍然未至，这下患者开始慌了。

患者就诊时体重44千克，舌淡质嫩有齿痕，苔白腻，脉细滑无力，综合相关诊断，考虑她属于因减肥过度节食及运动引起的下丘脑性闭经。如果持续性消瘦下去甚至会使性激素水平降至青春期前水平，所幸患者就诊及时，尚可逆。因患者排斥激素类药物，想用中药来调理月经，中医辨证为脾虚型，宜健脾益气，养血调经，方用参苓白术散加泽兰加减服用，嘱患者恢复正常饮食，注意营养摄入，运动合理有度。调理近半年后，患者月经按时来潮。

女性在进化过程中，肩负了孕育后代的使命，实现生育功能的前提是有一定的雌激素，而雌激素的产生离不开脂肪的储备，所以女性在青春期第二性征发育时，胸、肩部皮下脂肪增多。脂肪是维持卵巢正常功能的必要条件，初潮和月经维持有赖于 17% ～ 22% 的机体脂肪。中枢神经对体重下降极其敏感，若 1 年内体重减少 10% ～ 15%，或体脂下降 30% 左右，就会导致下丘脑合成和释放促性腺激素减少、垂体前叶性激素分泌下降、卵巢功能紊乱等。临床上表现为厌食、明显消瘦、闭经、营养不良、皮肤干燥、脱发、畏寒、低血压等，甚至可危及生命。

我们的中枢神经在感受到机体长期处于营养摄入不足或者较强运动负荷状态时，可能觉得机体陷入了饥荒或者过度劳累，这时通过闭经来节约消耗，以维持机体基本的活动。

所以凡事不能过度，树立健康的审美观，过度骨感不一定美丽，肌肉线条过于发达也可能失去了女性的柔美感，保持合理的运动和饮食习惯，让健康和美丽共存。

 闭经该如何治疗？

（1）病因治疗：精神应激所致的闭经，应进行心理疏导，关注情绪和心理的变化，自我调节减压，调畅情志。过度节食或运动所致的闭经，应平衡膳食，均衡营养，合理锻炼，避免熬夜，保证充足的睡眠和健康的身材。药源性闭经应在大夫指导下正规用药。

（2）雌激素和孕激素治疗：根据孕激素试验来判断患者的闭经程度，方法是连续 5 天每天肌内注射黄体酮 20 毫克或者连续 8 ～ 10 天每天服用醋酸甲羟孕酮 10 毫克，现在可用天然孕激素撤退试验，观察有无撤退性出血。

☯ 有撤退性出血为一度闭经，说明体内有一定量的内源性雌激素，在排除先天性无子宫等子宫性闭经后，应定期予孕激素治疗使子宫内膜定期脱落，常用药物有黄体酮、地屈孕酮等，防止单一雌激素长期作用可能导致的子宫内膜增生病变，甚至子宫内膜癌变。

☯ 二度闭经是给予孕激素试验无撤退性出血，再给予雌激素、孕激素联合序贯疗法才有撤退性出血。患者体内雌激素较低，子宫内膜不会发生增生性改变，卵泡也基本不发育。应采用雌激素、孕激素序贯疗法，先用妊马雌酮、戊酸雌二醇等雌激素促进子宫内膜增生，然后，再根据子宫内膜增生程度定期加用孕激素，模仿正常月经周期激素分泌。

（3）内分泌治疗：先天性肾上腺皮质增生所致的闭经，可使用泼尼松或地塞米松；甲状腺功能减退所引起的闭经可服用甲状腺片；高催乳素血症引起的闭经可使用溴隐亭。

案 王某，女，23岁，未婚。患者来就诊的时候很害羞，小声对李大夫讲："大夫，我还没有谈过恋爱，原来月经也很规律，但是我莫名其妙已经有半年没来过月经了，而且我还下奶了。我百思不得其解，难道我还能不需要男朋友自己怀孕吗？"通过进一步了解，患者告诉李大夫说，她从没有性生活史。于是，李大夫给她安排做了超声检查，结果提示无任何异常。结合检查结果，李大夫首先解答了患者的疑惑："你没有怀孕，不用担心自己是医学史上的奇迹了，至于为什么不来月经又有乳溢，还需要做进一步检查，以明确诊断。"接着李大夫给她安排做了性激素检查，当患者拿到性激素检查报告后，非常疑惑地对李大夫讲："大夫，我是内分泌紊乱了吗？报告单上只有这项催乳素标着升高的小箭头，那么催乳素究竟是什么呢？"

催乳素，是垂体分泌的一种激素，与雌激素、孕激素、皮质醇等激素的协同作用下促进乳腺生长发育、乳汁生成及产后乳汁分泌。催乳素的分泌有脉冲波动，如在月经周期中期时可有高峰，黄体期时保持较高水平。进食高蛋白饮食或者紧张寒冷等应激状态下都会导致催乳素短暂升高，除了生理性的催乳素升高，病理性的催乳素改变常常与垂体催乳素瘤、颅咽管瘤、空蝶鞍综合征、药物因素、多囊卵巢综合征、原发性甲状腺功能减退、慢性肾功能不全等疾病有关。催乳素异常升高，会抑制促性腺激素合成及释放，影响雌激素正反馈作用，导致排卵障碍，进而闭经。

为了进一步明确病因，李大夫又建议她去做了一个头颅的磁共振成像，结果发现她长了一个垂体肿瘤。患者慌了，原来垂体上的小肿瘤才是导致她月经不来和乳溢的罪魁祸首。下丘脑在垂体肿瘤压迫下可导致患者的催乳素升高，对促性腺激素分泌产生抑制作用，引发乳溢和闭经。患者问李大夫："大夫，我的垂体肿瘤严重吗？需要手术切除吗？"李大夫向她解释道："你的肿瘤很小，直径小于1厘米，属于垂体微腺瘤，不需要手术治疗，只要药物治疗，定期检查就行了。药物建议使用溴隐亭，溴隐亭是多巴胺受体激动剂，可以抑制垂体催乳素分泌和催乳素瘤细胞增生，缩小瘤体。"根据2016年中华医学会妇产科学分会内分泌学组发布的《女性高催乳素血症诊治共识》的介绍，在临床上使用溴隐亭的治疗，应从小剂量开始增加，达到疗效后，可分次减量到维持量。催乳素微腺瘤患者治疗后，若催乳素已正常，相应症状好转或消失，可考虑药物减量。催乳素大腺瘤患者经复查磁共振成像，确认瘤体已明显缩小，催乳素正常后才可考虑减量，减量应缓慢分次进行，同时复查催乳素确保仍然正常，直至最小有效剂量作为维持量。维持治疗期间，一旦再出现月经紊乱等症状或催乳素升高，应查找原因，必要时，再复查磁共振成像决定是否再加量。

　　患者听完李大夫的解释后，仍然面带愁容说："大夫，溴隐亭这个药我要终身服用了吗？什么时候才可以停药呢？"李大夫安慰她道："停药时机要等到小剂量溴隐亭维持催乳素正常，磁共振成像检查肿瘤消失，疗程达2年以后。停药初期每月定期检查催乳素，3个月后可每半年检查1次，或者前1年每3个月检查1次催乳素，以后每年检查1次。如催乳素升高，同时检查磁共振成像。若又升高仍需长期以最小有效剂量维持治疗。"听完李大夫的解答后，患者终于松开了紧皱的眉头，解开了一直困扰在心里的疑惑。

（4）中医治疗：闭经需要辨证论治。虚者补而通之，实者泻而通之，虚实夹杂者补中有通，攻中有养。

常分为以下证型：①气血虚弱，月经停闭，伴见面色萎黄，头晕眼花，心慌气短，神倦乏力，唇舌色淡，脉缓无力，宜益气养血调经，方用人参养荣汤。②肾气亏虚，初潮时间推迟，月经停闭，伴见腰酸，尿频，舌淡红，脉沉细，宜补肾调气，调理冲任，方用加减苁蓉菟丝子汤加淫羊藿、紫河车。③阴虚血燥，月经停闭，伴五心烦热，颧红唇干，盗汗或骨蒸潮热，舌红苔少，脉细数，宜滋阴清热调经，方用加减一阴煎加丹参、女贞子、香附。④气滞血瘀，见精神抑郁，烦躁易怒，胸胁胀满，少腹胀满拒按，舌紫暗有瘀点，宜理气活血，祛瘀通经，方用血府逐瘀汤，去桔梗、甘草，加莪术、香附。⑤痰湿阻滞，月经停闭，胸胁胀满，呕恶痰多，神疲倦怠乏力，或面浮肢肿，带下量多，舌体胖嫩，苔腻，脉沉滑，宜健脾除湿化痰，活血调经，方用苍附导痰汤合四君子汤加当归、川芎。

进行中医药辨证治疗的同时可以配合针灸、耳穴等疗法，多措并举，共治闭经。

 什么是多囊卵巢综合征？

现在多囊卵巢综合征的患者越来越多，它严重影响患者的生活质量、生育及健康，对我们的学习、工作、生活造成许多负面影响。

多囊卵巢综合征是一种多病因，临床表现呈多态性的内分泌综合征。以雄激素过多和持续性无排卵为主要临床特征，是导致生育期妇女月经紊乱的原因之一。

 如何诊断多囊卵巢综合征？

案1　徐某，女，18岁，未婚，现因月经后期2年来院就诊。

患者月经初潮14岁，每次月经周期间隔60～90天，每次经期3～5天，经量少，经血颜色暗红，质黏稠。患者形体肥胖，体重75千克，身高160厘米，平时喜食肥甘油腻之品，运动较少，颜面后背有痤疮,大便黏滞不爽,否认性生活史。患者就诊时,舌质紫暗,舌体胖大,边有齿痕,苔黄腻,脉弦滑。性激素检查:雄激素过高。超声检查:双侧卵巢多囊样改变。综合相关诊断,西医确诊为多囊卵巢综合征。中医确诊为月经后期,辨证为湿热内伤,脾胃失和型,宜除湿清热,活血调经,调补肝脾。予中药调治,经治6个疗程后,患者月经恢复了正常。

案2 蔡某,女,16岁,未婚,现因月经提前半年来院就诊。

患者形体偏胖,身高160厘米,体重63千克,头发稀疏,面部痤疮明显。患者月经初潮12岁,平素月经按月而至,经量稍多,7天干净。上初三半年来学业较重,多晚睡,现20天左右1次,无腹痛,经量不多,经血颜色暗,5天干净。性激素检查:雄激素较高。超声检查:双侧卵巢多囊样改变。患者就诊时,舌质偏红,苔少,脉细。综合相关诊断,西医确诊为青春期多囊卵巢综合征。中医确诊为月经先期,辨证为肾虚型,宜补脾益肾调经,清热凉血。予中药调治,经治6个疗程后,患者月经恢复了正常。

多囊卵巢综合征是常见的生殖内分泌代谢性疾病。患者的临床表现呈现高度异质性,其诊断和治疗目前仍存在争议,治疗方法的选择也不尽相同。目前国际公认的标准是2003年的鹿特丹标准:①稀发排卵或无排卵。②高雄激素的临床表现和(或)高雄激素血症。③卵巢多囊性改变(单侧或双侧卵巢2～9毫米,卵泡数≥12个)或卵巢体积≥10毫升(卵巢体积=0.5×长×宽×厚)。3个条件中满足2个,并排除其他引起排卵障碍或高雄激素生化和(或)临床表现的疾病。但是该诊断标准过于宽泛,可能造成的过度诊断和治疗也是学者们一直争论的焦点。

针对我国女性多囊卵囊综合征的特点,2018年中华医学会妇产科学分会内分泌学组及指南专家组制定《多囊卵巢综合征中国诊疗指南》,分2步进行确诊:

（1）疑似多囊卵囊综合征：月经稀发或闭经或不规则子宫出血是诊断的必要条件。

另外再符合下列 2 项中的 1 项：

☙ 高雄激素临床表现或高雄激素血症。

☙ 超声下表现为卵巢多囊性改变。

（2）确诊多囊卵巢综合征：具备上述疑似多囊卵巢综合征诊断条件后，还必须逐一排除其他可能引起高雄激素的疾病和引起排卵异常的疾病才能确定多囊卵巢综合征的诊断。

另外，还提到了青春期多囊卵巢综合征的诊断问题。对于青春期多囊卵巢综合征的诊断必须同时符合以下 3 个指标：

☙ 初潮后月经稀发持续至少 2 年或闭经。

☙ 高雄激素临床表现或高雄激素血症。

☙ 超声下卵巢多囊性改变表现，同时应排除其他疾病。

 多囊卵巢综合征有哪些表现？

当你发现自己长胖后月经不来了，或者月经不来体重越来越重了，又或者月经不来面颊下部、胸背部冒痘了，再或者工作学习压力增加月经就不来了的时候，那你可能得了多囊卵巢综合征。多囊卵巢综合征的临床表现具有多样性，其具体表现如下：

☙ 月经紊乱，多囊卵巢综合征患者多存在排卵障碍，无排卵的月经表现形式是多种多样的，常常表现为稀发甚至闭经，还有的表现为功能失调性子宫出血等。

☙ 高雄激素相关临床表现，如痤疮、多毛等。

☙ 内分泌紊乱，如肥胖、高脂血症、糖代谢异常等。

此外，在确诊多囊卵巢综合征的时候，辅助检查也是必不可少的，如超声检查常常提示双侧卵巢增大和（或）双侧卵巢直径 2～9 毫米的卵泡数 ≥12 个；实验室检查提示雄激素升高、胰岛素抵抗等。

　　另外，多囊卵巢综合征在临床上常表现的肥胖，国际上通常用身体质量指数来判定人体体质及健康程度，这个指数≥25时就必须减重了。

　　除了身体质量指数，近年来，还通过脂肪组织的分布将肥胖分为女性型肥胖和男性型肥胖。脂肪组织分布于臀腿部称女性型肥胖，而分布于腹部和内脏则为男性型肥胖，也叫向心性肥胖。两者常常以腰围（平躺时肚脐水平的腹围）与臀围（平躺时臀部的最大周径）的比值为指标界限。若比值≥0.8，则表示你的脂肪大多集中在腹部和内脏，为向心性肥胖。但是腰臀比不仅受腰围、臀围的影响，还与体形和身高有关，所以也有的直接用腰围来表示向心性肥胖。女性腰围≥80厘米，则被认为是向心性肥胖。多囊卵巢综合征患者多为向心性肥胖。如果确诊为多囊卵巢综合征，一定要正确认识，综合治疗，进行生活、饮食、睡眠等方面的调整，坚持长期的健康管理。

身体质量指数	国际标准	亚洲标准	中国参考标准	相关疾病发病的危险
体重过低	＜18.5	＜18.5	＜18.5	低 （但其他疾病危险性增加）
正常范围	18.5～24.9	18.5～22.9	18.5～23.9	平均水平
超重	≥25.0	≥23.0	≥24.0	增加
肥胖前期	25.0～29.9	23.0～24.9	24.0～26.9	增加
Ⅰ度肥胖	30.0～34.9	25.0～29.9	27.0～29.9	中度增加
Ⅱ度肥胖	35.0～39.9	≥30.0	≥30.0	严重增加
Ⅲ度肥胖	≥40.0	≥40.0	≥40.0	非常严重增加

9 多囊卵巢综合征除了引起闭经外，还有哪些危害？

　　案1 陈某，女，32岁，已婚，现因产后月经紊乱3年，阴道不规则出血20天来院就诊。

患者 14 岁月经初潮，平素月经规律，无痛经。患者生育后，体重增加 15 千克，月经延后，每次月经周期间隔 40 ~ 90 天，经量不定，时多时少，有时持续 10 余天才干净。20 天前起，患者阴道出血，出血量不多，暗红色，夹小血块，至今尚未干净。患者生育后，常常凌晨 1 ~ 2 点入睡，吃宵夜较多，形体逐渐变胖，腹部脂肪肥厚，身高 165 厘米，体重 75 千克，身体质量指数 27.5。患者就诊时，四肢不温，唇舌暗淡，苔白腻，脉细。超声检查：双侧卵巢多囊样改变。性激素检查：雄激素较高。血常规检查：轻度贫血。予行诊断性刮宫手术，术后常规病理回报提示：子宫内膜不典型增生。综合相关诊断，西医确诊为子宫内膜不典型增生；多囊卵巢综合征；轻度贫血。中医确诊为崩漏，辨证为瘀阻胞宫，冲任失调型。考虑患者年轻，给予高效孕激素，配合化瘀止血，固冲调经药治疗。经治 3 个疗程后，患者康复，并嘱其定期做检查。

该多囊卵巢综合征患者除了肥胖外，还表现为月经一直不干净。患者长期熬夜，暴饮暴食，引起代谢异常，导致长时间不排卵，子宫内膜只受雌激素的作用，而无孕激素的拮抗，处于持续增生状态。子宫内膜的功能层不规则脱落，表现为经量时多时少，出血时间或长或短，周期不规则等。有的患者阴道出血量多或者出血时间长还会引起子宫内膜感染、贫血等问题，甚至还会出现子宫内膜癌变。所以，对于功能失调性子宫出血的患者，特别是子宫内膜增厚或者回声不均的患者，要行诊断性刮宫手术，必要时做宫腔镜检查。大家在调理身体的同时，还必须改变不健康的生活方式，做到早睡、有氧运动和低脂低糖饮食，才能防患于未然。

案 2 朱某，女，30 岁，已婚，现因未避孕而未孕 3 年来院就诊。

患者 15 岁月经初潮，每次月经周期间隔 40 ~ 60 天，经量中等，无痛经。患者身高 165 厘米，体重 55 千克，身体质量指数 20.2。患者就诊时，手足怕冷，唇舌暗淡，苔白，脉细。性激素检查：雄激素较高。胰岛素释放试验提示：胰岛素抵抗。超声检查：双侧卵巢多囊样改变。患者曾进行卵泡检测未见到成熟卵泡。子宫输卵管造影：子宫腔和输卵管均通畅。丈夫精液检查正常。综合相关诊断，西医确诊为多囊卵巢综合征；胰岛素抵抗综合征；原发性不孕症。中医确诊为不孕症；月经后期，辨证为寒湿阻滞胞宫型，宜散寒除湿，暖宫助孕。

这个患者主要是多囊卵巢综合征导致的原发性不孕症合并胰岛素抵抗综合征。我们在指导行为管理的基础上，采用二甲双胍调整胰岛素抵抗状态，中药改善卵子质量，最后药物促排卵，一次就受孕成功。多囊卵巢综合征患者虽然有多个卵泡同时发育，但没有优势卵泡发育成熟及排出，精子与卵子无法结合自然不能受孕。同时，多囊卵巢综合征患者子宫内膜长期受单一雌激素的影响容受性差，即使有排卵，受精卵也难以着床。另外，在临床上发现，在反复妊娠丢失的患者中，有多囊卵巢综合征病史的占了相当大的比重。代谢紊乱、免疫性炎症、血栓前状态等会影响卵子质量、生长发育、子宫内膜容受性、胚胎的着床等。此外，相关研究还发现，亚洲的肥胖的多囊卵巢综合征患者，更易发生宫颈功能不良造成晚期流产等。

俗话说："久病难医。"多囊卵巢综合征也是如此，一旦积累到一定程度以后，就会产生一些远期影响。由于多囊卵巢综合征患者体内往往存在胰岛素抵抗，即机体对胰岛素作用反应低于正常水平。除了影响糖代谢异常的人，同时也作用于人体易引起脂代谢紊乱及血管病变倾向，并影响生殖能力。故患者更容易发生高血脂、高血糖、肥胖和冠心病、不孕等。即使妊娠后，同正常人群相比，高血压、糖尿病的发病率也显著提高。另外，由于长期无排卵，卵巢无孕激素分泌，难以对抗持续产生的雌激素，导致子宫内膜增生过长，长此以往子宫内膜癌的发生率也会增加，应引起重视。所以多囊卵巢综合征患者的治疗不能仅局限于解决当前的生育或月经问题，还需要重视远期并发症的预防，应对患者建立起一套长期的健康管理策略，对一些与并发症密切相关的生理指标进行随访，例如糖尿病、代谢综合征、心血管疾病，做到疾病治疗与并发症预防相结合。

10 为什么我得了多囊卵巢综合征，大夫让我吃避孕药?

案　王某，女，29岁，已婚，现因月经后期13年来院就诊。

患者月经初潮16岁，每次月经周期间隔40～90天，每次经期5～7天，经量中等。患者身高163厘米，体重55千克，平时睡眠较晚，运动较少，现无生育要求。患者就诊时，颜面有痤疮，舌质紫暗，舌体胖大，边有齿痕，苔白，脉弦滑。性激素检查：雄激素较高。胰岛素释放试验：胰岛素抵抗。超声检查：双侧卵巢多囊样改变。综合相关诊断，西医确诊为多囊卵巢综合征合并胰岛素抵抗综合征。中医确诊为月经后期。为调节患者月经周期和痤疮的治疗，予患者服用复方短效口服避孕药。半年后，患者症状明显改善。

多囊卵巢综合征患者常存在高雄激素血症，临床上常表现为多毛、痤疮，月经不规律等。复方短效口服避孕药能够降低雄激素，目前被作为青春期和育龄期多囊卵巢综合征患者有高雄激素血症表现的首选治疗药物。复方短效口服避孕药不仅可使高雄激素症状减轻，还可调整月经周期，预防子宫内膜增生，为育龄期无生育要求的多囊卵巢综合征患者治疗药物的首选。多囊卵巢综合征患者服用避孕药时一定要注意以下几点：

（1）遵医嘱用药：避孕药具有一定的副作用，如可能会增加体重，糖脂代谢异常等，因此一定要严格遵循医嘱。

（2）注意饮食运动：多囊卵巢综合征患者在服用避孕药治疗期间，要注意清淡饮食，减少高糖高脂食物的摄取，忌辛辣刺激性食物，同时要积极锻炼身体，控制体重的增长。

（3）部分人群禁用：由于口服避孕药存在副作用，因此有严重心血管疾病、肝肾功能异常、血栓风险、内分泌疾病、子宫或乳房肿物、不明原因的阴道出血、恶性肿瘤、癌前病变及精神异常等患者应禁用。

 多囊卵巢综合征患者如何进行中医调养？

中医学认为，多囊卵巢综合征的发生主要涉及肾、脾、肝，与肾虚、脾胃运化失调以及肝气郁结有关。

（1）养心：也就是注重精神方面的保养，做好情绪管理。相关研究表明，女性长期处在压抑、紧张、焦虑的环境下，或者精神压力过大，都会影响内分泌代谢异常，引起排卵功能障碍，使其离多囊卵巢综合征更近一步。所以，不管是在工作上、学业上、爱情上遇到不顺心的事，都要适时缓解压力，保持心情愉悦，不仅利于自己的身体，而且工作上还会更有效率。

（2）保证睡眠，固护肾精：夜间睡眠是休养生息，养精蓄锐；白天工作与学习是能量的释放。阴阳各半，缺一不可。肝主藏血，人卧血归于肝。要把握好午睡与夜间睡眠，尤其是夜间睡眠，有利于肝肾之精的固护。

（3）保证饮食的健康：根据临床上辨证不同，饮食可略有选择，酌情添加一些具有相应功效的食物。①肾阴虚者，可以选择具有滋阴作用的食物，如豆腐、鱼、百合、银耳等，少吃大蒜、辣椒、油炸食品这类辛辣刺激之品。②肾阳虚者，可以选择具有温阳壮阳作用的食物，如羊肉、鸡肉、韭菜、姜等，少吃苦瓜、螃蟹、西瓜、绿豆等阴寒之品。③脾虚痰湿重者，可以选择具有健脾化湿作用的食物，如白扁豆、芡实、薏苡仁、赤小豆等，少吃或不吃油炸、肥腻之品。

（4）养成良好的运动习惯：从中医观点来看运动形式，对称式运动比单侧不对称运动好；缓慢运动比竞速运动好；放松运动比竞争运动好；绕圆运动比直线运动好。如散步、气功、太极、跳舞、游泳、打坐和呼吸吐纳等。

12 多囊卵巢综合征患者如何进行健康管理?

> **案** 蔡某，女，27岁，已婚，现因月经延后6年来院就诊。
>
> 患者13岁初潮，每次月经周期间隔30～60天，经量中等，无痛经。患者平时入睡晚，运动少，腹部脂肪厚，身高163厘米，体重56千克，身体质量指数21.1。患者就诊时，手足怕冷，舌质淡红，苔白，脉细。超声检查：未见明显异常。性激素检查：雄激素较高。胰岛素释放试验：空腹胰岛素高。综合相关诊断，西医确诊为多囊卵巢综合征合并胰岛素抵抗综合征。中医确诊为月经后期。因患者在外地工作，不想服用药物，故指导患者进行健康管理。6个月后，患者康复。

多囊卵巢综合征以对症治疗为主，且需长期的健康管理。生活方式干预是多囊卵巢综合征患者首选的基础治疗，尤其是对合并超重或肥胖的多囊卵巢综合征患者。生活方式干预应在药物治疗之前或伴随药物治疗时进行。生活方式干预包括饮食控制、运动和行为干预。

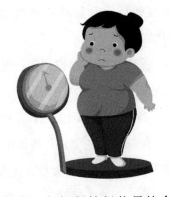

（1）饮食控制：包括坚持低热量饮食、调整主要的营养成分、替代饮食等。

（2）运动：运动可有效减轻体重和预防体重增加。注意控制运动量，不要进行高强度、大运动量的运动。运动方式和强度因人而异，应根据身高体重、身体状况等制定自己合理的运动计划，运动强度由低到高，循序渐进，重在坚持。每次要坚持30～60分钟的时间，可

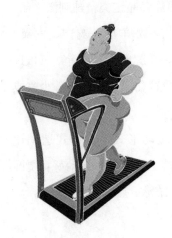

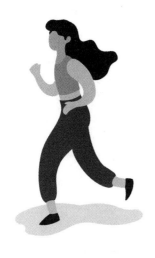

根据自身的情况适当延长。如果在运动过程中感到头晕、恶心、心慌，则应立即停止运动，不要勉为其难。

1）快走：患者可以选择快走加间歇慢跑，每天锻炼 30 ～ 60 分钟。快走在避免对膝关节造成损伤的同时还能使脂肪燃烧率提高，对有肥胖疾病的患者非常有帮助。

2）慢跑：多囊卵巢综合征患者可以选择一些有氧运动，如慢跑，体重越大消耗越多。每天应坚持慢跑 30 ～ 60 分钟，效果可观。

3）瑜伽：每天做瑜伽 30 ～ 60 分钟，可以充分燃烧多余的脂肪，对于调节心理精神状态也是不错的选择。

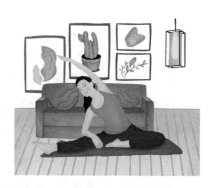

（3）行为干预：生活方式干预应包含加强对低热量饮食计划和增加运动的措施依从性的行为干预。生活方式干预可有效改善有超重或肥胖的多囊卵巢综合征患者的生活质量。

虽然生活方式干预的方法和过程相对比较复杂，但是只要改善生活习惯，合理治疗，注意调整饮食结构、进行体育锻炼、控制体重，多囊卵巢综合征症状都可以得到有效控制。我们的宗旨就是"管住嘴、迈开腿"，不管是胖多囊卵巢综合征患者还是瘦多囊卵巢综合征患者，都要以饮食、运动和行为干预为基础，多增加运动，提高骨骼肌的比重，提高身体免疫，有效恢复正常排卵及妊娠。总而言之，多囊卵巢综合征患者还是要充满信心，以平常心对待，不要有思想负担，积极面对病情！

痛　经

 什么是痛经？

案 1　李某，女，22 岁，未婚，现因月经后期伴小腹疼痛 8 年来院就诊。

患者从 14 岁月经初潮起，行经时经常小腹胀痛不适，痛甚欲吐，每次月经周期间隔 32 天左右，经量尚可，经血颜色暗，夹血块。患者平素喜食冷饮，学习压力大，常常后半夜入睡。患者就诊时，为来月经第 2 天，小腹绞痛，面色苍白，形体偏瘦，衣着单薄，经血颜色暗，夹血块，舌淡紫，苔薄白，脉细弦。性激素检查：未见异常。超声检查：未见异常。

患者痛经数年习以为常，从未规律检查治疗，痛得厉害时候，就吃止痛药来缓解疼痛症状。问其原因，她一脸无所谓地说："身边很多同学都有痛经，也是这样处理的。而且很多女性长辈经常讲，生完孩子痛经自然就好了，所以也没在意。"

现代人以瘦为美，很多来调理月经病的患者，特别是年轻女性，衣着单薄，宁愿多贴几张暖宝宝，也不愿多穿一条裤子。且大部分年轻女性喜食冷饮，虽然冰淇淋仅是夏天吃得多，殊不知春夏更应顾护阳气，尤其是该患者属于寒性痛经。《黄帝内经》云："春夏养阳，秋冬养阴。"春夏之时，自然界阳气升发，宜顺时而养。从临床实例总结来看，有一部分寒性体质正是产生于炎热的夏季，寒邪入体，日积月累，身体渐渐产生一些寒性表现，特别是长期反复的寒性病症，常常由来已久。所以天气炎热之际，也必须重视保护阳气。反观患者的生活习惯——喜熬夜、贪凉、喜食冷饮，都无疑会耗伤体内阳气。

根据该患者小腹绞痛时喜暖、经血颜色暗、夹血块等症状及舌苔脉象，综合相关诊断，中医确诊为痛经，辨证为寒凝血瘀型，宜温经散寒，化瘀止痛，方用少腹逐瘀汤加减。患者服药后，次月即按期行经，痛经亦有所减。调整3个月后，患者行经腹痛明显改善，面色、舌质均较前红润，继续巩固治疗，嘱其下次月经来潮前7～10天复诊，并再三叮嘱患者需保持良好的生活习惯，否则病情易反复，治标不治本。

这个患者是典型的寒凝血瘀型痛经，就是我们俗称的"子宫寒冷"。那么，怎么判断自己是不是子宫寒冷呢？如平时小腹冰凉，喜热怕冷，用热水袋、暖宝宝或进食一些热的饮食会舒服一些，来月经时小腹冷痛，有血块，得温痛减，遇寒加重。

（1）子宫寒冷注意事项：首先要注意保暖，包括生活饮食起居，如冬季应多穿衣服保暖，夏季空调房间穿长袖（最好穿有领子的衣服）长裤、袜子。居住环境不宜太过寒凉，如夏季房间空调温度不宜过低，不宜长时间待在空调房间。尽量避免进食生冷之品，即使非经期也不宜吃冷饮，不可过用寒凉的药物；避免接触过凉的水，避免淋雨涉水等。经期尤其更要注意保暖。淋雨或受寒凉后及时喝一些热水或生姜水以祛寒，防止寒邪留于体内，诱发子宫寒冷。

（2）中医药防治子宫寒冷：可以在大夫指导下采取以下方法。

1）口服汤剂：以艾附暖宫丸、少腹逐瘀汤等为基础方进行加减。冷痛较甚，加艾叶、吴茱萸散寒止痛；寒凝气闭，甚至晕厥者，四肢冰冷，冷汗淋漓，加附子、细辛、巴戟天回阳散寒；因冒雨、涉水、久居潮湿环境者，加苍术、茯苓、薏苡仁等燥湿化浊，健脾渗湿。

2）穴位贴敷：取气海、子宫、三阴交等穴位或腹部疼痛点贴敷，于经期痛经发作时贴敷，痛经严重者可于经前 3～7 天贴敷，或用雷火灸贴在经期贴于腹部疼痛部位。

3）针灸治疗：取中极、三阴交等穴位进行针灸，配合地机、归来、水道等穴位。腹胀者可加天枢、气海；也可以对上述穴位进行艾条悬灸。

4）饮食疗法：干桂圆、红枣、生姜、红糖，煎煮后代茶。

5）耳穴疗法：取子宫、交感等穴位，于月经来潮前 1～2 天，用王不留行籽做穴位贴敷。

6）足浴疗法：可以用热水泡脚，痛经严重者可加一些中药水煎泡脚，如干姜、肉桂、赤芍、制南星、制草乌、白芷、艾叶等水煎泡脚。

案2 林某，女，24 岁，未婚，现因月经先期伴小腹疼痛 10 年来院就诊。

患者从 14 岁月经初潮至今，每月痛经，尤以第 1 日为甚，下腹胀痛难忍，需卧床休息，以及服用止痛药来缓解疼痛症状，至月经来潮前又再次腹痛，月经干净后逐渐缓解。患者平素经血颜色暗红，夹小血块，经量不多，周期准。患者就诊时，面色暗淡，舌暗红，脉弦细。综合相关诊断，西医确诊为原发性痛经。中医确诊为痛经，辨证为肝肾阴虚夹有瘀滞型，宜滋养肝肾，佐以化瘀，予六味地黄汤、二至丸合失笑散加减。患者经中药调理 3 个疗程后，疼痛症状缓解。

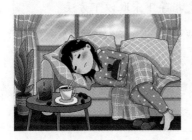

痛经，为最常见的妇科症状之一，是指妇女在行经前后或经期出现的周期性小腹或腰部疼痛，痛引腰骶，甚至出现剧痛晕厥的月经病。

痛经多发生于行经的第1～2天，或经期前的1～2天，可呈阵发性、痉挛性或胀痛下坠感。疼痛可发生在全腹或腰骶部，甚至外阴和肛门。常伴有恶心、呕吐、腹泻、头晕、乏力等症状，严重者还会出现面色苍白、出冷汗、手足发凉、晕厥等现象。偶有患者的痛经可延续至经净或在经净1～2天后才开始发病。

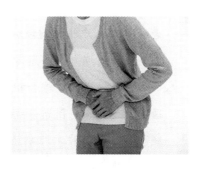

痛经可分为原发性痛经和继发性痛经两种类型。原发性痛经是指从月经初潮开始就存在的腹痛，而继发性痛经则是行经数年后才出现。

 痛经的发病原因有哪些？

（1）原发性痛经：常发生在女性初潮后不久，在生育后能自行缓解或消失。

1）机械因素：子宫颈狭窄或子宫极度屈曲，经血流出受阻。

2）内分泌因素：前列腺素比例失调，神经递质去甲肾上腺素浓度升高等。

3）精神因素：抑郁和焦虑等情绪因素影响痛经。

4）遗传因素：母亲有痛经，女儿痛经的发生率增高。

5）其他因素：如子宫内膜异位症。

（2）继发性痛经：多数是由其他疾病造成。如人工流产后引起的宫颈管粘连、子宫内膜异位症、子宫腺肌瘤等。

此外，不健康生活方式，包括经期常食生冷辛辣食物、熬夜、不经常运动等也会导致痛经。

 为什么避孕药可以治疗痛经？

案 刘某，女，34岁，已婚，现因经期小腹腹痛19年来院就诊。

患者从14岁月经初潮开始，每月就有痛经，需长期口服止痛药来缓解疼痛症状。2年前，患者在国外工作时，曾确诊为子宫内膜异位症，并手术切除左侧卵巢的病变部位，手术后其疼痛症状减轻。患者近期疼痛症状又逐渐加重，经量多，经血颜色暗，夹血块，持续7~8天，周期尚准。患者就诊时胃纳欠佳，形体消瘦，舌淡暗，苔白，脉沉细迟缓。综合相关诊断，西医确诊为子宫内膜异位症。中医确诊为痛经。因患者痛经进行性加重，且无生育计划，予口服去氧孕烯炔雌醇片（避孕药），并在下次月经周期第5天开始服用。患者连续服用3个疗程后，疼痛症状明显减轻。

复方口服避孕药为雌激素、孕激素复方制剂，其治疗子宫内膜异位症的主要作用机制为：通过负反馈效应抑制卵巢排卵，使异位子宫内膜萎缩，减少经量；通过抑制前列腺素合成有效缓解痛经。

 中医药治疗痛经有哪些优势？

案1　江某，女，23岁，未婚，现因初潮后，经期小腹疼痛10年来院就诊。

患者13岁月经初潮时，即经来腹痛，痛势渐趋加剧，常临来月经前先有预兆，出现精神不舒，胸闷胁胀，食欲不振，腰酸等表现，月经来时有吐泻交作，经量尚正常。患者就诊时，面色暗，舌苔薄白，脉弦细。综合相关诊断，中医确诊为痛经，辨证为肝郁脾虚型，宜调肝补脾，予当归芍药散加减，另用速效救心丸研粉，经期前贴敷肚脐。3个月后，患者症状明显缓解。

案2　顾某，女，32岁，已婚，现因经期小腹腹痛19年，以经期首日为甚来院就诊。

患者从13岁月经初潮开始，每月就有痛经，经量偏少，经血颜色暗，夹血块，持续5~7日，周期尚准，尤以第1日为甚，已婚3年，夫妇同居，性生活正常，未孕。

2年前，患者在英国工作时，曾确诊为子宫内膜异位症，需服用止痛药来缓解疼痛症状。患者回国探亲期间，由其婆婆陪至我院就诊。患者就诊时，下腹坠胀，带下量中，色黄，腰膝酸软，乏力，胃纳欠佳，入睡困难，易醒，大便偏溏，小便正常，形体消瘦，舌淡暗，苔白根部腻，脉沉细迟缓。妇科检查：宫颈Ⅱ度糜烂，后穹窿可及触痛结节。超声检查：子宫以及双附件未见明显异常。综合相关诊断，西医确诊为子宫内膜异位症；原发性不孕症。中医确诊为痛经，辨证为寒凝血瘀型。予患者服用定坤丹，1日2次，连服3个月，平时避免熬夜，忌食生冷，加强运动。3个月后，患者腹痛症状明显缓解。半年后，其婆婆来院告知大夫说，患者已经怀孕了。

患者患痛经近20年，病程较长，痛势较剧，并有月经过少，经血颜色暗，夹血块等表现。舌淡暗，脉沉迟，则属寒象。英国地处寒带，且较潮湿，久被寒湿所侵，血为寒凝，瘀阻胞脉，不通则痛，故痛经日甚，胞脉、胞络阻滞，艰于孕育。

痛经的发病有虚有实，虚者多责之肝肾亏损，气血不足，不荣而痛；实者多责之寒、热、湿邪之侵，情志损伤，导致瘀血阻滞，不通则痛。痛经实证多而虚证少，也有实中有虚、虚中有实、虚实夹杂的复杂证候，临证上应仔细分析，知常达变。实证痛经，因其疼痛剧烈，影响工作、生活，亟须止痛，可以用针灸来迅速止痛。中药则需本着急则治其标或标本同治的原则，常配伍相应的止痛药以协助止痛，并应在经前 2～3 天开始服用。平时，则应根据病因来辨证，以治本，或补虚，或泻实，分期各有侧重调治，一般以 3 个周期为 1 疗程，务必注意巩固疗效，这样方可收到较好的治疗效果。

 为什么有些女性生孩子后痛经症状消失了？

（1）痛经消失：一些年轻女性的痛经表现为胀痛，是因子宫位置异常，或者宫颈狭窄，造成经血堆积，从而出现经血不能顺畅地排出子宫而导致的。这种情况是物理因素引起的痛经，经血流出来之后往往就会缓解。如果上述女性生育时选择顺产，分娩过程中胎儿可以帮助妈妈改善子宫位置及扩张宫颈。所以，有的女性生完孩子之后，就会欣喜地发现月经不痛了。

（2）仍然痛经：有些痛经是由子宫内膜异位症引起的。异位的子宫内膜在经期出现脱落、出血，导致盆腔器官周围出现慢性炎症和粘连，从而引起痛经。所以，月经没有来潮，子宫内膜异位症患者就不会痛经。女性在哺乳期间，没来月经，病灶没有脱落、出血，痛经自然不会光顾。但是，这并不代表病灶已经消除，当月经恢复正常之后，没有完全萎缩的病灶仍会导致痛经的出现。

（3）痛经加重：无论选择顺产还是剖宫产术，都有可能造成宫颈或者宫腔的粘连。粘连会导致经血排出不畅，引起继发性痛经。另外，剖宫产术的女性，也可能引起子宫内膜异位症。没有痛经的女性，可能生完孩子之后开始痛经。生产之前有痛经的话，有可能在生完孩子后，痛经还会加剧。

 什么是子宫内膜异位症？

子宫内膜异位症是子宫内膜组织（腺体和间质）出现在子宫体以外部位的疾病。异位的子宫内膜绝大多数侵犯于盆腔脏器和壁腹膜，以卵巢、宫骶韧带最常见，其次为子宫及其他脏腹膜、直肠阴道隔等部位。它是激素依赖性疾病，在形态学上呈良性表现，但在临床行为学上具有类似恶性肿瘤的特点，如种植、侵袭及远处转移等。持续加重的盆腔粘连、疼痛、不孕是其主要的临床表现。

 子宫内膜异位症的典型症状有哪些？

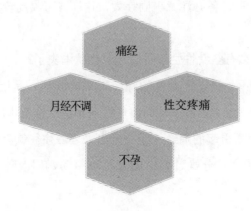

（1）痛经：子宫内膜异位症的典型症状是继发性痛经，伴随局部病变加重有加剧的趋势。痛经常于月经来潮前1～2日开始，经期第1天最为严重，以后逐渐减轻，月经干净时消失，随着病情加重，痛经也会加重，痛经时间可波及经前，甚至经后数天。疼痛以下腹部及腰骶部为主，可放射至阴道、会阴、肛门或大腿，值得一提的是，疼痛程度与病变程度不能完全画等号。粘连严重的卵巢子宫内膜异位症患者可能并无疼痛，而盆腔内散在小病灶却可导致剧烈痛经。极少数患者可能有长期下腹痛，至经期加重的现象。

案 谭某，女，28岁，已婚。初诊：患者既往无痛经史，1973年婚后不久呈渐进性痛经。疼痛时间以月经前至行经中期为甚，腰腹和肛门坠痛难忍，剧痛时呕吐，出冷汗，不能坚持上班，月经周期基本正常。从1975年2月开始，经量增多，经期延长达10天，血块多，血块出痛减。大便溏，有时大便每日3次。婚后2年余，同居未孕。曾在几家医院检查，均确诊为子宫内膜异位症，治疗未效。末次月经为6月10～24日。舌淡暗，边有小瘀点，苔薄白，脉弦细数。检查：外阴阴道正常，宫颈有纳氏囊肿，白带较多，子宫体后倾，活动受限，较正常胀大，宫后壁表面可触及几粒花生米或黄豆大的硬实结节，触痛明显。左侧附件增厚，有压痛；右侧附件可触及索状物，压痛。西医确诊为子宫内膜异位症；不孕症。中医确诊为痛经；不孕症，辨证为气滞血瘀型。宜活血化瘀，行气止痛。方用失笑散加味。经过几个月的治疗，痛经已痊愈。随访2年，无复发。

子宫内膜异位症是妇科常见病之一，除渐进性的剧烈痛经外，常合并月经过多、不孕症等，给患者带来极大痛苦。中医古籍中虽没有子宫内膜异位症的病名，但从其临床症状来看属于痛经、月经过多及癥瘕等范畴。其发病机制认为是气滞血瘀，阻滞胞中，恶血久积而致痛。方中以失笑散、田三七、益母草等活血化瘀止痛为主药，瘀既得化，通则不痛；佐以九香虫、乌药、广木香等行气止痛，"气为血之帅""气行则血行"，故活血药常与行气药并用。又因血具有"寒则涩而不流，温则消而去之"的机制，结合患者的体质，选用行气药中的九香虫、乌药，还具有温肾的作用，使之温运通达。木香善调肠胃滞气，兼治肛门坠痛，便溏不爽。大便调畅，也有利于直肠子宫陷凹结节的吸收。同时常配伍张仲景之芍药甘草汤以缓急止痛。待瘀消痛止后，以扶脾养血而善其后，使气调血旺而无留瘀之弊。

从西医学的病理角度来看，异位的子宫内膜在卵巢内分泌的影响下，也发生充血、渗血、出血及剥脱等月经样变化。这些变化对周围组织相当于异物刺激，能引起纤维性反应等。现代药理研究表明，活血化瘀药物可以通过改善微循环从而使增生情况得到改善，让结缔组织复原，并有调整某些内分泌功能的作用等。

本例经用活血化瘀法为主治疗后，不但使痛除经顺，而且还让宫体的结节和增厚的附件也得以软化吸收。（引自《罗元恺妇科经验集》）

（2）月经不调：15% ～ 30% 的患者表现为经量增多或经期延长，周期短，少数出现经前点滴出血。这可能与卵巢结构被改变或功能失调有关。

（3）不孕：患有子宫内膜异位症的女性往往难以受孕。由于输卵管与卵巢周围的广泛粘连，导致卵巢功能异常，盆腔内微环境发生改变，输卵管的相应功能受到影响，子宫内膜容受性不良，影响胚胎形成和着床的每一个环节，从而造成生育困难，30% ～ 50% 的患者发生不孕。

（4）性交疼痛：多见于异位灶位于直肠子宫陷凹或病变使子宫粘连后倾固定的患者。有 17% ～ 44% 患有子宫内膜异位症的女性在医院做妇科检查时，大夫可在直肠子宫陷凹、宫骶韧带或子宫后壁下段等部位触及触痛性结节。性交时，由于碰撞及子宫收缩和向上提升而引起疼痛，一般表现为深部性交疼痛，经前疼痛更明显。

除此之外，异位的子宫内膜还有可能长在肠道、输尿管、膀胱等其他部位。肠道子宫内膜异位症患者，可出现腹痛、腹泻或便秘，甚至有少量周期性便血。异位的子宫内膜侵犯膀胱肌壁，可在经期引起尿痛和尿频，排尿后下腹痛等。侵犯肺及胸膜，子宫内膜异位症还会引起经期咯血及气胸。剖宫产术后腹壁切口、会阴切口也会被子宫内膜异位症所波及，表现为瘢痕部位结节、切口处发生与经期密切相关的周期性疼痛。

 诊断子宫内膜异位症需要做哪些检查？

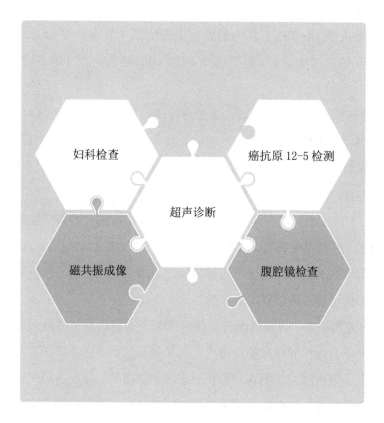

（1）妇科检查：无阳性体征者，属功能性痛经，部分患者可见子宫体极度屈曲或宫颈口狭窄。如盆腔内有粘连、包块、结节以及附件区增厚或子宫体均匀增大者，可能是盆腔炎性疾病后遗症、子宫内膜异位症、子宫腺肌病等所致。

（2）癌抗原 12-5 检测：子宫内膜异位症患者，癌抗原 12-5 会升高，尤其是中、重度患者，但一般为轻度升高。由于其特异性及敏感性均有限，癌抗原 12-5 一般不用于诊断子宫内膜异位症；但在癌抗原 12-5 正常的情况下，子宫内膜异位症也可能存在。另外，可根据非经期癌抗原 12-5 的变化监测子宫内膜异位症病情的变化。

子宫内膜异位症患者中，60% 以上的抗子宫内膜抗体阳性，诊断特异性可达 90% 以上，但敏感性较低。近年有研究发现，子宫内膜芳香化酶及癌抗原 12-5 联合检测对子宫内膜异位症的诊断价值较高，尤其对于早期子宫内膜异位症患者明显优于癌抗原 12-5 值的测定。另外，还有研究表明，糖类抗原 19-9 在子宫内膜异位症的诊断中具有一定意义，且晚期增高明显。癌抗原 12-5 与糖类抗原 19-9 同时增高有助于诊断子宫内膜异位症。

（3）超声诊断：阴道超声或腹部超声可确定卵巢子宫内膜异位症囊肿的位置、大小、形状和囊内容物的性状以及与子宫和周围脏器的关系。其囊肿多呈圆形或椭圆形，有明显的界线，与周围组织粘连，囊肿壁厚且粗糙不平，内有细小光点。

（4）磁共振成像：对内膜异位囊肿诊断准确性较高，尤其对盆腔外子宫内膜异位症、深部浸润病灶以及膀胱、肠道等子宫内膜异位症病灶显示较好。另外对于异位在其他部位的子宫内膜异位症，可选择相应的影像学检查，如胸片、直肠镜、膀胱镜、肾盂造影等。

（5）腹腔镜检查：腹腔镜检查是目前诊断子宫内膜异位症的金标准。它可明显提升子宫内膜异位症的检出率，尤其是临床上高度怀疑子宫内膜异位症的患者。子宫内膜异位症在腹腔镜下表现形态多样：盆腔腹膜充血、白色斑块、水泡样病变、出血灶、腹膜皱缩、瘢痕形成、紫色或褐色病灶、囊肿形成和盆腔广泛粘连等，对于可疑病变可进行腹腔镜活检。

 什么是卵巢子宫内膜异位症？

卵巢子宫内膜异位症又称巧克力囊肿。卵巢是发生子宫内膜异位症的最常见部位，其中80%的子宫内膜异位症累及一侧卵巢，50%的累及双侧卵巢。其皆为子宫内膜在卵巢内种植或是由生发的上皮化生为子宫内膜所致。

所谓巧克力囊肿与巧克力并没有什么关系，只因这种血性囊肿的囊液外观酷似巧克力而得名。

这种血性囊肿是如何形成的？公认的学说之一是子宫内膜种植学说。子宫的左右各有一条输卵管，其重要的生理功能是输送过往的精子、卵子以及受精卵。在一定的条件下，子宫内膜随着经血，通过输卵管逆流至卵巢。受激素周期性的影响，种植在卵巢中的子宫内膜每月会有1次出血，经血聚积在卵巢中，就会逐渐形成血性囊肿。如果积血越来越多，囊肿渐渐长大，陈旧的血液形成血块并与纤维化的子宫内膜及其间质混合起来，便会成为貌似巧克力的物质，俗称巧囊。

 我痛经，为什么大夫让我上曼月乐避孕环？

曼月乐避孕环，全名为左炔诺孕酮宫内缓释节育系统，以下简称为曼月乐环。

曼月乐环有软而小巧的T形支架，支架由聚乙烯材料制成，长和宽均为32毫米。它纵臂上的圆柱体为储药库，含有左炔诺孕酮52毫克，其在子宫腔内的释放速率为20微克／天。

它主要通过向宫腔内释放高浓度的孕激素，从而对子宫内膜产生强大的抑制作用，使子宫内膜萎缩、变薄，明显减少月经出血量和出血天数。同时，曼月乐环还可减少前列腺素的合成，降低宫内压力，抑制子宫收缩，从而缓解痛经。

子宫腺肌病保守手术后的患者，应用曼月乐环可减少术后疼痛的复发率，对疾病的长期管理和症状的控制具有优势。另外，也推荐曼月乐环作为子宫内膜异位症患者首选的长效避孕方式。

11 上曼月乐环后月经不来了对我有影响吗?

> **案** 孙某，女，40岁，已婚，生育1胎。因带曼月乐环后闭经半年来院就诊。
>
> 患者13岁初潮，月经规则，无痛经。剖宫产术后出现痛经，近2年又逐渐加重。经量多，色暗，有膜样血块，伴腹泻，经期持续7~8天，周期尚准。超声检查：子宫增大，质地不均，子宫以及双附件未见异常，提示子宫腺肌病。血清癌抗原12-5、糖类抗原19-9检查：水平升高。综合相关诊断，确诊为子宫腺肌病。因患者经行腹痛剧烈严重影响生活和工作，考虑患者的年龄和子宫大小，建议患者带曼月乐环，既可治疗痛经又起到避孕作用。
>
> 患者上环后经量渐少，经行腹痛明显减轻，但半年后闭经了，患者非常着急来医院就诊："我是绝经了吗？对我身体有影响吗？曼月乐环会引起卵巢功能早衰吗？" 听了患者的主诉，李大夫非常肯定地告诉患者，曼月乐环引起的闭经是月经暂停，不是绝经，闭经不等于绝经。绝经是指卵巢功能衰竭，而曼月乐环是左炔诺孕酮宫内缓释节育系统，每日向宫腔内释放高效孕激素左炔诺孕酮20微克，不会影响性腺轴、排卵，卵巢功能仍是正常的，雌二醇水平也维持不变，所以曼月乐环不会导致卵巢功能早衰。但高浓度的孕激素使子宫内膜对血液循环中的雌二醇失去敏感性，子宫内膜萎缩变薄，减少经量，常常发展为月经过少或闭经。上环1年后，闭经的发生率是16%。取环后即可逐渐恢复月经。

出血模式的改变是激素类药物的普遍问题，随时间推移可明显改善。通常1年后，闭经和月经稀发的发生率分别是16%和57%，并非网上传的"5年不来大姨妈"。对于有生育需求的女性来说，取环后即可恢复生育能力。宫腔内局部孕激素的释放可导致子宫内膜腺体萎缩及间质细胞蜕膜化，也可发生局部炎症及坏死的现象，但在取出曼月乐环 1～3 个月之后，子宫内膜的病理即可恢复正常，所以并不影响生育。

放置曼月乐环后，一些患者会产生卵巢囊肿，但绝大多数为生理性囊肿，可在 6 个月内自然消退。

有些患者的体重也会发生一定的变化，但变化的个体差异很大，并不一定导致体重增加。

曼月乐环在降低子宫内膜癌和卵巢癌发生风险的同时，并不增加乳腺癌的发生风险，并且它对血脂代谢、糖代谢、骨密度无明显影响。

卵巢功能早衰

 什么是卵巢功能早衰?

> **案** 秦某,女,34岁,已婚,现因月经1年未至来院就诊。
>
> 患者因平时工作繁忙,压力较大,需要经常上夜班。近2年来,患者月经稀少,经常4~6个月来1次,甚至有时出现闭经,现症:停经1年伴腰膝酸软,头晕耳鸣,倦怠乏力,失眠多梦,时而潮热汗出,时而畏寒怕冷,性欲减退,带下量少,阴道干涩,面色少华。性激素检查:卵泡刺激素45国际单位/升。卵巢储备功能检查:抗米勒管激素0.89纳克/毫升。超声检查:未见优势卵泡,子宫以及双附件未见明显异常。综合相关诊断,确诊为卵巢功能早衰。

(1)卵巢功能早衰:女性40岁之前出现≥4~6个月闭经,两次月经周期间隔4周以上,卵泡刺激素>40国际单位/升,伴低雌激素症状。

(2)早发性卵巢功能不全:女性40岁之前≥4个月闭经或月经稀发,两次月经周期间隔4周以上,卵泡刺激素>25国际单位/升,伴或不伴低雌激素症状。

(3)卵巢储备功能下降:女性卵巢内卵母细胞的数量和(或)质量下降,和(或)抗米勒管激素<1.1纳克/毫升,和(或)基础窦状卵泡数<6个,和(或)基础卵泡刺激素>10国际单位/升。

(4)早绝经:早于正常绝经年龄,40~45岁即绝经。

卵巢功能早衰是不可逆转的,等到卵巢功能早衰再干预已为时已晚,所以应在卵巢储备功能下降时就需要引起重视,以提前干预,未病先防,保护我们的卵巢功能。

2 我还年轻，为什么卵巢功能就早衰了？

案 刘某，女，29岁，已婚，现因经量少3年来院就诊。

患者为网络小说作家，近年来由于网络小说的盛行，作者为了维持自己小说的点击量，都各显神通，费尽心思，压力山大。患者也不例外，而且她是个典型的“夜猫子”，白天无精打采，不爱运动，不爱外出，窝在床上睡大觉；晚上却精神抖擞，还自诩夜晚有灵感。患者每每等到小说要更新的时候，因为担心口碑和阅读量，神经紧绷，这种昼夜颠倒状况持续了好几年。近3年来，患者经量逐渐变少，于是前往医院就诊，检查了性激素和抗米勒管激素。根据检查结果，李大夫告诉她：“你的卵巢功能提早衰退了！”患者当场被吓住了：“我还年轻，为什么卵巢功能就衰退了？”

现代女性不仅扮演着家庭角色，而且还扮演着社会角色，来自家庭、生活、工作等多方面的压力，就如同多座大山重重地压在女性身上，很多女性朋友因此就出现了月经失调、面色萎黄、烦躁失眠、皮肤松弛等症状。她们开始焦虑，害怕自己是不是老了，要绝经，无法生育等。6年前的电影《我的早更女友》更是让“早更”走红，也就是让女性谈之色变的卵巢功能早衰。卵巢功能早衰是指女性发生在40岁之前的卵巢功能减退，以月经异常、高促性腺激素和低雌激素为特点。如果你正处于这个年龄段，却月经稀发或停闭，伴有潮热汗出、失眠烦躁、面黄肤松、胸闷气短、心慌乏力等表现，那么你需要在经期第2～5天早上空腹检查性激素，若卵泡刺激素＞25国际单位/升，雌激素下降，则表明你的卵巢功能明显下降。

3 卵巢功能早衰的临床表现有哪些？

- 月经异常，如经量少、月经稀发或月经停闭。

☺ 潮热出汗、阴道干涩、睡眠障碍、情绪异常、性欲低下、心慌乏力。

☺ 面色发黄、皮肤干燥松弛、严重脱发、体态臃肿，尤其腰腹极易变胖。

☺ 难以怀孕、复发性流产。

☺ 骨质疏松、经常腿抽筋。

☺ 血脂血糖异常、血压波动、动脉硬化。

若你出现如上这些症状，那么就需要警惕卵巢功能早衰，请务必前往医院检查，以免病情进一步加重而造成难以挽回的局面。

 造成卵巢功能早衰的因素有哪些？

很多女性朋友还很年轻，却出现了卵巢功能早衰的种种迹象，这是为什么？卵巢功能早衰的病因和发病机制尚不明确，多数研究认为，可能与遗传因素、自身免疫因素、不良生活习惯因素、医源性因素、感染因素、环境因素及情绪因素、体内异常代谢因素等有关。

（1）遗传因素：很多患者平时生活饮食较为规律，但依然会出现卵巢功能早衰，考虑与遗传密切相关。如染色体异常和基因变异，尤其与性染色体 X 染色体异常有关，如性反转综合征、47，XXX 及其嵌合体、X- 常染色体易位、X 染色体长臂或短臂缺失等。

（2）自身免疫因素：类风湿关节炎、系统性红斑狼疮、甲状腺功能低下等自身免疫疾病患者，体内的某些免疫抗体出现异常，与卵巢内某些抗原结合，对卵子产生细胞毒性作用，并加速其消耗，诱发卵巢功能早衰。同时卵巢功能早衰患者，外周血中自然杀伤细胞增加，诱发自身免疫应答，促进卵巢颗粒细胞凋亡，加速卵泡闭锁，从而加重卵巢损伤。

（3）不良生活习惯因素：影响卵巢功能早衰的不良生活习惯有熬夜、不当减肥、吸烟等。

案1 王某，女，25岁，未婚，现因经量少，伴潮热汗出半年来院就诊。

患者五官精致，面容姣好，但皮肤粗糙，面色萎黄，系某网络售货平台主播。患者经常每天晚上网上直播带货至凌晨3点，已持续1年。近半年来，患者出现经量明显减少，伴潮热出汗，烦躁易怒，脱发明显，头晕寐差，大便偏干。综合相关诊断，确诊为早发性卵巢功能不全。当告知患者，因长期熬夜导致卵巢功能衰退时，她很委屈地说："我虽然晚上很晚睡，但我白天都补觉的啊。"

案2 张某，女，32岁，已婚，现因停经2个月来院就诊。

患者就诊时，面色枯黄，皮肤松弛下垂，面容与实际年纪大不相符。李大夫追问其病史，原来患者2个月前疯狂减肥，几乎不吃米面等碳水化合物，1周减肥接近4千克，1个月下来体重从64千克降到49千克，现2个月，月经不来潮。综合相关诊断，确诊为卵巢储备功能下降。

案3 李某，女，21岁，未婚，现因月经紊乱半年来院就诊。

患者就诊时，面黄肌瘦，她一进诊室，李大夫就能闻到其身上的烟草味，于是，李大夫问患者是否有吸烟史，没想到她的眼泪落下来了。原来半年前，这个姑娘因与男友分手，便开始自暴自弃，不爱学习，开始吸食所谓的女士香烟，来麻痹自己，还幻想能用这种不自爱的方式博取前男友的同情。结果可想而知，非但没有挽回爱情，自己也变得越来越憔悴，如今更是出现卵巢功能衰退了，真是得不偿失！

1）熬夜：殊不知有些觉是补不回来的！若长期熬夜可使性激素，尤其是雌激素下降，而雌激素与睡眠息息相关。长期熬夜可导致雌激素分泌减少，从而影响卵巢功能，是卵巢功能早衰的隐形杀手。所以，大家请不要熬夜！

2）不当减肥：人体有运动系统、循环系统、神经系统、消化系统、呼吸系统、泌尿系统、内分泌系统、生殖系统这八大系统。这些系统相互协调、相互配合，从而使人体各种复杂生命活动维持正常。这些系统的功能地位也有高低之分，其中神经系统、呼吸系统、循环系统等属于维持生命特征的优先高级别系统，地位较高，而生殖系统的地位较之相对低一些。快速减肥在短时间内减少摄入或者增加消耗，或者两者同时进行。人体能量有限，为保证心、脑、肺、肝、肾等重要生命器官的正常运转，会优先削弱不那么重要的器官功能，如卵巢的排卵功能，表现为月经稀发或停经，甚至导致卵巢功能进一步衰减。

另外，女性体脂率在22%以上，才能维持正常的月经周期。雌激素的产生需要脂肪作为原料，过度节食和减肥后，体内大量脂肪和蛋白质被耗尽，原材料短缺时，导致雌激素合成障碍，影响月经来潮。而快速减肥，体内脂肪短时间大量耗竭，体内激素的突然改变，会让卵巢不知所措，女性患卵巢功能早衰的风险更大。因此，减肥一定要控制好节奏，不要盲目节食、减脂或服用减肥代餐及减肥药，吓跑大姨妈，最后造成卵巢功能早衰的后果。

3）吸烟：常言道："男人吸烟伤肺，女人吸烟伤卵巢。"香烟里含有大量尼古丁、多环芳烃、镉等物质，对卵巢杀伤力极大，能抑制卵母细胞的成熟，同时抑制雌激素的生成，引起月经稀发、月经停闭，进一步发展为卵巢功能早衰。

（4）医源性因素：包括药物、手术、化疗或放疗。

1）药物：若长期服用紧急避孕药、精神病药物、治疗乳腺癌药物（如他莫昔芬）等，会引起月经减少，损伤卵巢功能。尤其是1年内超过3次以上，使用紧急避孕药，轻者内分泌紊乱月经失调，重者会造成卵巢功能早衰。

案 林某，女，27岁，已婚，现因月经失调，伴潮热汗出1年来院就诊。

近1年来，患者出现月经失调，表现为月经数月不来潮，或月经提前来潮，或阴道有少量不规则出血，且伴有心烦易怒、潮热出汗、皮肤干燥、阴道干涩等类似更年期症状。患者就诊时，通过检查发现，其卵泡刺激素明显升高，抗米勒管激素下降。综合相关诊断，确诊为早发性卵巢功能不全。细问缘由，原来患者无生育计划，多次在房事后口服紧急避孕药，造成卵巢功能过早衰老。

2）手术：①频繁人工流产。女性怀孕后体内雌激素、孕激素均升高，而人工流产属于人为中断妊娠的行为，体内雌激素、孕激素急剧下降，造成下丘脑－垂体－卵巢轴内分泌调节功能紊乱，从而出现月经不调、卵巢功能早衰，甚至永久性闭经。②腹腔镜手术。随着腹腔镜下卵巢相关手术的普及，关于卵巢功能的保护问题也得到了很多关注。如腹腔镜下行卵巢囊肿剥除术，若采用卵巢电凝止血法可能会损伤卵巢组织，加重卵巢组织缺损或局部炎症，使卵巢的血供（血液供应）受损。相关研究表明，腹腔镜卵巢手术用电凝法行卵巢创面止血时，可能会引起术后卵巢储备功能减退，所以建议术中尽量采用缝合法进行卵巢创面止血及整形，而避免使用电凝止血法。因此，在进行卵巢及周围手术时应尽量避免盲目电凝损伤卵巢组织，应采用缝合止血法减少对卵巢组织的损伤，保护卵巢血供，以减少卵巢功能早衰的发生。一般来说，卵巢囊肿剥除术不会影响卵巢功能。若卵巢囊肿占据大部分正常卵巢组织或者合并严重盆腔粘连、卵巢炎症，如子宫内膜异位症情况下，卵巢血液运行欠佳，可能会出现卵巢功能减退甚至卵巢功能衰竭，这种情况下即使不行卵巢囊肿剥除术，卵巢功能也是会逐渐下降。目前腹腔镜手术已日趋成熟，对卵巢功能的保护也深受重视。

3）化疗或放疗：如今癌症患病率逐渐增加，而应用化学药物及放射性疗法对卵巢存在一定的破坏作用。随着患者的生存时间逐渐延长，也日益重视化疗及放疗对卵巢损伤的问题。①化疗药物种类选择、剂量应用、用药时间对卵巢功能均有不同程度的影响，且患者年龄不同，耐受性也不同。②卵母细胞对放射性疗法的辐射很敏感，放疗加速卵泡凋亡，使卵母细胞进一步减少。所以，对年轻女性进行放疗时，可以考虑对卵巢进行屏蔽或移位；并且避免对骨盆直接进行放疗，尽可能保护卵巢，从而减少卵巢功能早衰的发生。

（5）感染因素：有研究发现，流行性腮腺炎、巨细胞病毒性卵巢炎、单纯疱疹病毒、水痘等均能损害卵巢，尤其是流行性腮腺炎诱发卵巢功能早衰的风险最高，但关于病毒感染诱发卵巢功能早衰的机制尚不明确，与个体自身有关。同时感染也会发生卵巢功能早衰，如淋病、盆腔结核、化脓性盆腔炎、痢疾等疾病。

（6）环境及情绪因素：包括环境因素、情绪因素、压力因素等。

1）环境因素：环境中由各种易燃品及塑料制品燃烧过程中产生的化学物，如灭蚁灵、β-六氯环己烷等多种成分会影响卵巢功能。环境中还存在各种有害重金属（砷、汞、镉等）污染及二手烟等也会损伤卵巢组织，诱发早发性卵巢功能不全。环境因素也是诱发早发性卵巢功能不全的重要危险因素之一。

2）情绪因素：我们发现，卵巢功能早衰患者往往性格比较急躁、求胜心强、做事迅速，比平常人也更容易焦虑、愤怒、急躁或抑郁。长期焦虑、恐惧、抑郁、忧伤等不良情绪会抑制人体内分泌免疫活性物质，严重影响着女性的身心健康，导致免疫系统、神经系统、内分泌系统出现异常，下丘脑-垂体-卵巢轴功能紊乱，影响卵巢功能，甚至出现卵巢功能早衰。强烈的情绪波动或突发巨大精神刺激可使中枢神经系统改变，形成负性条件反射，使卵泡刺激素、黄体生成素及卵巢激素分泌异常，造成内分泌紊乱，影响月经周期。临床上，经常看到有些患者因为亲人去世、情感打击等重大精神刺激而突然月经停闭，诱发卵巢功能早衰等。由此可见，情绪因素对卵巢功能的影响不容忽视。

3）压力因素：女性本身较为敏感脆弱，职场、家庭、生活中长期不断产生的慢性压力会让人处于紧张的状态，使肾上腺分泌过量的压力激素——皮质醇激素，而此激素升高又会抑制性激素的分泌，从而导致月经紊乱、卵巢功能早衰。

案 张某，女，38岁，已婚，现因月经紊乱2年来院就诊。

患者就诊时，面容憔悴，皮肤暗沉，眉头紧锁，能明显感觉到她的焦虑和局促不安。于是，李大夫细细询问，原来她是2个孩子的母亲，老大上初中，天天晚上还要辅导功课；老小是个男孩，刚上一年级，经常调皮捣蛋，这些都让她苦不堪言。而平时除了要带娃，工作压力也很大，经常要加班加点赶项目，尤其是遇到比较挑剔的客户时，往往要换好几种方案，这几乎大大打击了她的自信心和自尊心，令她对工作和生活都充满了焦虑，甚至有时会产生厌恶的情绪。

（7）体内异常代谢因素：临床上发现伴有高半乳糖血症、糖尿病、黏多糖病的患者往往更容易患卵巢功能早衰，可能由于高半乳糖引起糖代谢紊乱，其代谢产物会对垂体、卵巢细胞产生毒性作用，影响内分泌功能，并减少卵母细胞的数量，加速卵泡闭锁，诱发早发性卵巢功能不全。另外，一些合成类固醇的特殊酶缺乏也会干扰雌激素的合成，导致月经失调、闭经等。

 卵巢功能早衰有什么远期影响？

没有生育计划的卵巢功能早衰患者还需要治疗吗？答案是肯定的。卵巢功能衰竭后，会出现一系列雌激素缺乏的症状，即令人难以忍受的更年期综合征。如潮热出汗、胸闷烦躁、心慌乏力、失眠易怒等，严重影响女性生活质量。除此之外，还会出现以下一系列健康问题：

（1）骨质疏松：雌激素能保护骨健康、预防骨质疏松，但若是雌激素缺乏会引起骨量减少、骨质疏松，容易骨折。

> **案** 顾某，女，39岁，已婚，现因月经紊乱1年来院就诊。
>
> 患者1年前出现月经稀少，潮热出汗，心烦易怒，失眠头晕，但因工作繁忙，未能及时前往医院就诊。患者后因月经停闭3个月，不能按时来潮，而不得不前往医院就诊。患者就诊时，同时还诉说，自己近1年来腰背酸痛明显，走路时足跟疼痛，起初以为是因劳累而引起的腰肌劳损的病变，认为休息后就会缓解，但疼痛症状并非如她所愿减轻，反而越来越重。大夫给予相应的检查后，发现患者雌激素偏低，骨密度明显下降。综合相关诊断，确诊为卵巢功能早衰。

（2）心血管疾病：雌激素对心血管具有保护作用。若卵巢功能早衰，减少雌激素分泌，雌激素缺乏后，会增加心血管疾病的风险，如冠心病等，甚至因此诱发生命危险。

（3）神经障碍：卵巢功能早衰患者，往往会出现认知功能减退、记忆力下降等神经功能问题，而给予充足的雌激素可以一定程度逆转神经功能，在绝经过渡期，短时间雌激素补充治疗可能明显改善或缓解抑郁症。有研究表明，雌激素补充治疗对自然绝经年龄前的女性大脑功能尚无明显副作用。

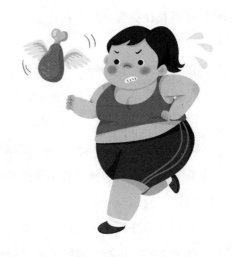

（4）泌尿生殖系统问题：雌激素低下会引起外阴、阴道干燥、灼痛、萎缩，性生活困难等。局部使用雌激素可缓解阴道干涩及泌尿生殖综合征，如果存在雌激素补充治疗禁忌证，可使用阴道保湿霜或润滑剂缓解阴道不适、性交疼痛等，提高生活质量。

（5）代谢综合征及寿命、生活质量：卵巢功能早衰患者远期还会出现代谢综合征，如肥胖、糖代谢异常、脂代谢异常等。血脂检查提示总胆固醇、低密度脂蛋白胆固醇升高，高密度脂蛋白胆固醇下降，考虑与雌激素下降影响血脂代谢有关，给予雌激素补充治疗可使卵巢功能早衰患者体重减轻、全身脂肪含量增加，改善血脂水平，从而提高生活质量，延长寿命。

因此，一旦出现卵巢功能早衰，出现明显血管收缩症状、精神神经症状、泌尿生殖道症状、骨质疏松症状，没有雌激素补充治疗禁忌证，就需要在大夫指导下使用雌激素补充治疗。

 卵巢功能早衰需要用雌激素补充治疗吗?

雌激素补充治疗是防治卵巢功能早衰的主要方法之一。合理进行个体化的雌激素补充治疗可以改善患者低雌激素症状，减少远期并发症，提高生活质量。所以卵巢功能早衰患者，在没有雌激素补充治疗禁忌，而有适应证的情况下是建议使用雌激素补充治疗的。对于有生育要求的女性，应尽量使用天然性雌激素进行治疗。治疗原则因不同年龄、不同时期而有所不同。具体需前往正规医院就诊，在妇科大夫指导下用药。

7 怎样保养你的卵巢？

永远年轻美丽是所有女性的愿望，很多美容院、保健院等都纷纷开设"卵巢保养"的服务项目，网上和朋友圈也开始出售形形色色的"卵巢保养"保健品。但这些真的可以保养卵巢吗？其实，女性到了绝经年纪，卵巢功能衰退是一种正常的自然生理过程，无论我们的脸蛋及身材保养得如何年轻，卵巢功能还

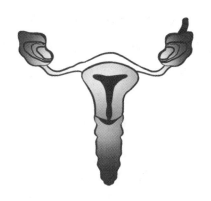

是会无情地衰退。虽如今科技仍在日新月异地进步，人类平均绝经年龄却还是 50 岁左右。目前，还没有方法可以逆转这种自然生理过程，但提前干预可以改善卵巢功能，使卵巢功能在下坡路上走慢一点。那么如何正确"保养"我们的卵巢呢？其实很简单，保持良好的生活习惯，不过度减肥，适当运动，保持心情愉悦，定期检查，年轻美丽便会青睐你。

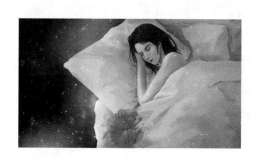

（1）保持良好的生活习惯：平时需要劳逸结合、休息起居有常，合理地安排工作和娱乐，养成良好的生活习惯，不要熬夜、饮酒、吸烟等，注意保持个人卫生，避免感染加重对卵巢的损害。

（2）调畅情志：卵巢功能早衰者往往容易出现紧张、抑郁、焦虑、恐惧等情绪。对此，患者需要正确认识卵巢功能早衰，不要过分忧虑和敏感，注重精神保养，调整好心态，克服不良情绪，保持心情愉悦、积极乐观，经常与别人沟通交流，必要时寻求心理大夫咨询，同时家人也需要给予关心、呵护、支持和谅解，使自己能平稳度过这一特殊时期。

（3）适当锻炼：女性坚持运动健身可以预防卵巢功能早衰，也能预防远

期并发症如骨质疏松、心血管疾病等。但在锻炼过程中谨防运动损伤和跌倒骨折。

（4）定期体检：卵巢功能早衰患者进行雌激素、孕激素治疗期间，需每年进行全面体检，防止乳腺癌、子宫内膜癌等疾病的发生。同时也需要避免情绪过度激动，以免发生心血管疾病等。

（5）注意避孕：有规律的性生活，可减少抑郁。但无生育计划者一定要注意避孕。前面提到，卵巢功能早衰患者还是可能会怀孕的，若终止妊娠反而会进一步影响卵巢功能。

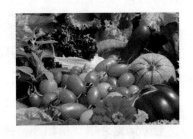

（6）合理饮食：饮食要规律，不要过分节食减肥。但也需适当限制主食的摄入，少吃油炸食品、甜品、动物内脏、辛辣刺激物等；补充优质蛋白即动物蛋白，如瘦猪肉、牛肉等；多吃新鲜蔬菜和水果；低盐低脂饮食，避免加重心脏负荷及对血管的损伤。

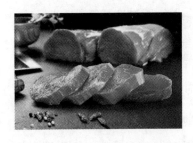

（7）中医药膳：平时可常食山药、芡实、黑芝麻、白扁豆、薏苡仁、核桃、莲子、枸杞、桑椹等药食同源之品补肾健脾；并适当进食黑鱼、乌鸡、鳖甲、龟板胶、鹿角胶、阿胶等；也可熬煮莲子百合粳米粥、蛤蚧山药粥、合欢花小米粥、黄豆枸杞大枣汤、甘草玫瑰花茶等进行食补。

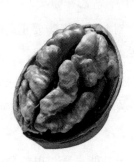
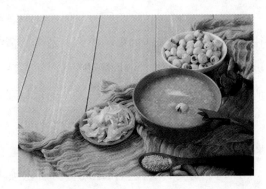

（8）中药汤剂：需要辨证论治，根据不同证型选择不同的中药方剂，可前往医院在大夫指导下用药。

（9）中药膏方：卵巢功能衰退属慢性疾病，恢复难度大，治疗时间长。而膏方药味丰富全面，药效和缓持久，因此膏方调治被更多人接受。卵巢功能早衰患者多肾虚，膏方治疗宜滋肾补肾，组方以左归丸加减为主，可适当加入补阳药，阳中求阴。另外，临床上可随症加减：失眠者，加远志、酸枣仁、首乌藤以养心安神；抑郁烦躁易怒者，加广郁金、合欢皮、香附以疏肝解郁；汗多者，加黄芪、五味子、浮小麦以益气固表、敛阴止汗；头痛眩晕者，加石决明、天麻以平肝息风潜阳。膏方多滋腻，常需配伍理气健脾、除湿化痰之药，如陈皮、白术、藿香、砂仁、苍术等，使用药补而不滞。

（10）针灸：针灸具有温通经络、延年益寿的作用。温针配合八髎隔姜灸，能有效调节内分泌激素，改善卵巢血液运行。另可嘱患者平时可多按涌泉、太溪、三阴交等预防卵巢功能早衰。

1）涌泉：在足底，屈足卷趾时足心最凹陷中；约当足底2、3趾蹼缘与

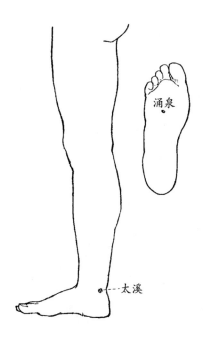

足跟连线的前1/3与后2/3交点凹陷中。属足少阴肾阴经，功能为清热开窍、交通心肾。

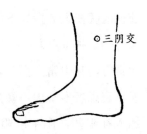

2）太溪：在足踝区，内踝尖与跟腱之间的凹陷中。属足少阴肾经，功能补肾为主，偏于滋补肾阴。

3）三阴交：在小腿内侧，内踝尖上3寸，胫骨内侧缘后际。属足太阴脾经，功能为调理肝、脾、肾。

月经病的中医治疗和保健

 中医是如何治疗月经病的?

（1）中医学理论体系：整体观念和辨证论治。

1）整体观念：中医学认为，人是一个有机的整体，以心为主宰，五脏为中心，并且人与自然、社会密切相关，是一个不可分割的整体。中医其实讲求一种动态的平衡状态，而疾病的发生正是机体失去动态平衡状态的结果，月经病也是如此。当机体的失衡状态影响到下丘脑－垂体－卵巢轴时，就会出现月经紊乱。

2）辨证论治：辨证论治是中医诊断与治疗疾病的主要手段，可理解为个性化治疗。同样的疾病，根据患者的发病原因、临床表现，综合中医四诊尤其是舌苔、脉象，可分为不同的证型，按证用药。月经病的治疗，就是在运用整体观念的前提下，辨证论治并结合月经周期而用药，以期达到好的疗效。中医治疗月经病主要按月经周期划分为 4 个阶段侧重用药。

☪ 行经期重在活血通经。

☪ 经前期重在滋阴养血。

☪ 经间排卵期重在促发排卵。

☪ 经后期重在补肾助阳。

（2）治病原则——三因制宜：因时制宜、因地制宜和因人制宜。

☪ 因时制宜，即根据不同季节的气候特点来选方用药。

☪ 因地制宜，即根据不同地域环境的特点来选方用药。

♡ 因人制宜，即根据人的年龄、性别、体质等特点来选方用药。

三因制宜其实是辨证论治的具体深化和灵活应用。

> **案** 林某，女，35 岁，已婚，现因产后 1 年，月经来潮后腹痛加重 3 天来院就诊。
>
> 患者 14 岁月经初潮，平素月经规律，经量中等。3 个月前，患者曾有过类似疼痛症状，到西医院就诊，综合相关诊断，确诊为子宫内膜异位症，予口服止痛药物来治疗，患者拒绝，遂在当地药房看中医，经过中医诊断，确诊为子宫寒冷，予口服中药治疗，但数个月后仍未见明显改善。患者就诊时，为此次月经来潮第 3 天，出血颜色偏暗，见大量血块，仍时感腹痛难忍，手脚冰凉，怕冷，予保暖后无明显缓解，体形正常，面色暗淡，舌红苔少，有瘀斑，舌下瘀滞，脉弦。
>
> 不知何时起，子宫寒冷在女性患者中已深入人心，经常见女性来院就诊时，坐下来说自己子宫寒冷，想用点药物调理。然患者坐下后，运用中医四诊手段（望其形色，闻其气味，问其病史，切其脉象），结合整体观念，辨证分析，却发现并非如此，更有甚者是完全相反，非子宫寒冷，而是子宫郁热。就如本案中林某一样，手脚冰凉怕冷，似乎是一派寒象。但仔细检查后，发现患者腹痛见大量血块，结合舌红苔少，有瘀斑，舌下瘀滞，脉弦，中医辨证分析其更多的是偏向于瘀血状态，宜活血化瘀，而非单纯温经散寒。
>
> 林某经过一段时间的治疗调理，月经已恢复正常。在此要提醒大家，有病一定要到正规医院进行系统治疗。不要听一些夸大的广告宣传等，要做一个聪明的求医者。

（3）中医注重养生保健：通过中医养生调理，可以增强人体体质，提高正气和抗病能力，从而减少或避免疾病的发生，防患于未然。

（4）中医治疗手段的多样化：中医治疗不局限于汤剂，亦可通过养生保

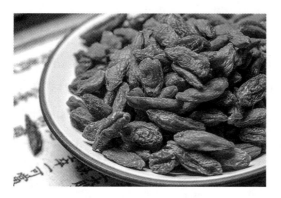

健茶饮、膏方、中药灌肠、外敷以及泡脚等多种途径实现。此外，还有其他的治疗手段，如针灸推拿、刮痧拔罐、耳针刺激以及饮食养生、情志调节、健身养生操等。综上，在充分发挥药物治疗的同时，应采用多种治疗手段，提高疗效。这些手段尤其在治疗痛经、经前期综合征、围绝经期综合征等月经病方面收效显著。

另外，中医认为药食同源，在某些轻症情况下，应将药物与食物相结合，既可改变传统中药苦涩难以入口的口感，又能起到调养治疗的目的。如炖鸡汤时，加入黄芪、当归加强补气功效；饮茶时，加入枸杞、菊花清肝明目等。

中医擅长慢性疾病的调养，尤其是对病情尚稳定的月经病患者，在拒绝雌激素、孕激素治疗的情况下，改用中药治疗稳定性更佳，但对于突发急症重症的抢救治疗手段还有所欠缺。故我们更应该扬长避短，各取所长，采用中西医结合的方法，充分发挥中医治疗优势治疗月经病，这也是大势所趋。

 经期饮食宜忌有哪些?

☺ 饮食宜清淡有营养，防止缺铁。一般来说，每次月经都会有 20 ～ 60 毫升的失血消耗，甚至更多，每毫升血液中含铁约 0.5 毫克，相当于每次月经要消耗 15 ～ 40 毫克的铁。铁是参与血红蛋白和各种酶合成的重要元素，在维持能量代谢、免疫、智力发育、衰老等多方面都有着不可或缺的作用。因此，经期进食富含铁元素的食物十分必要，如各种动物肝脏、血、瘦肉、鱼肉等都含铁丰富，且生物活性较高，易于被人体所吸收利用。另外，菠菜、大豆中也含有丰富的铁，但因为生物活性低，不易被肠胃吸收，因而需考虑荤素搭配，食物补铁，满足女性经期对铁的需求。另外，经期食用辛香燥烈食物，如火锅、烧烤等，容易导致上火，血液运行过旺，从而导致经量多或月经不干净。

☺ 饮食宜偏温热，少食寒凉生冷食物。经期以畅为通，保持温热有助于经血排泄。过多食用寒凉生冷食物，容易阻滞经血运行，导致月经紊乱或痛经。故经期应严格避免小腹及下肢受凉和食用冷饮，甚至是一些偏凉性食物，如螃蟹，还有凉性水果，如西瓜等，对于有痛经病史或经量少的女性尤其要注意。

☺ 选用健脾开胃、易消化食物。大姨妈来临的那几天，是女性身体最虚弱的时候，而且多少会有些不适症状，如烦躁不安、腹痛、头晕头痛、睡眠不沉等，严重影响人体的食欲。选用健脾开胃、易消化食物，如面条、新鲜蔬菜等，有助于减少经期营养的缺失。

☺ 少喝咖啡。咖啡中含有的咖啡因属于刺激性物质，容易刺激神经和心血管。少量饮用可缓解人体疲劳，促进消化，预防心血管疾病。若长时间大量饮用，致神经兴奋，影响睡眠，影响人体卵巢功能，可导致内分泌失调，加快衰老。另外经期饮用，还会影响子宫的收缩，易加重痛经。

☺ 戒浓茶。茶叶中富含丹宁酸，妨碍机体对铁、铝、钾、锌等无机物的吸收。尤其是经期妇女本身有铁消耗，如果经量多，铁摄入不足，易导致贫血的发生，出现乏力头晕等症状。浓茶中含有咖啡因，有兴奋神经作用，易增加经期焦虑不安，还会加重痛经。

☺ 戒酒。女性经期受荷尔蒙分泌的影响，体内酒精分解的酶分泌会减少，故经期饮酒，酒精代谢速度减慢，酒精残留加重肝脏负担，从而引起肝功能代谢异常，长时间会导致肝损害；同时还会影响维生素B的吸收，维生素摄入不足，加重痛经症状。酒还有活血化瘀的作用，如果本身经量多或出血才干净，有可能会加重出血。当然，适量的红酒有助于血液循环，经量少的女性可适量饮用。

☺ 少饮碳酸饮料。碳酸饮料通常是由水、甜味剂、酸味剂、香精香料、色素及其他辅料组成的饮料制品。喝多后易导致胃胀、食欲不振，从而影响饮食和营养的摄入，加重痛经。部分碳酸饮料还含有磷酸盐，妨碍铁的吸收，降低机体免疫力。

 经期应该如何锻炼？

案 王某，女，16岁，未婚，现因阴道不规则出血10天来院就诊。

患者平素月经规律，经量中等，有时有轻微痛经，月经前2～3天乳房胀痛。患者10天前，月经来潮，因中考体育测试即将来临，经期仍坚持长跑等体育锻炼。现患者阴道出血已有10天，1天出血有1个护垫量，但仍未见出血干净，出血颜色偏暗，下腹稍感隐痛不适。

中考被视为人生中比较重要的考试之一，体育测试达标也不可忽视。而本例中的患者，正是在经期时进行了大量的剧烈活动，而导致了阴道出血淋漓不尽。经期女性能否进行锻炼一直存在争议，但是经期女性应尽量避免剧烈锻炼。因为女性经期盆腔充血，剧烈活动时，易加重盆腔充血，从而导致经量增多或者出现经期延长。而且女性剧烈运动时，保持高度神经紧张，会导致内分泌激素紊乱，引起月经不调。

对于无经期不适的女性而言，选择合适的体育锻炼，应该注意锻炼项目对经期女性是否有益。比如，经期女性不推荐游泳运动。首先，游泳池因池水多人共用，并含有高浓度的消毒剂，经期时宫颈口开放，池水易逆行感染，容易引发盆腔炎。其次，处于经期的女性，相对而言，抵抗力较差，多少有点经期不适症状，冷水刺激易引起感冒或加重经期不适感。最后，从医学角度上来说，经期时宫颈口开放，经血下行，受凉或冷水刺激易导致经血排泄不畅，引起经量减少或痛经，甚至引起其他的妇科疾病。

但这并不意味着经期就不能进行锻炼。对于无明显经期不适、经量正常的女性，经期进行适量的锻炼可以促进血液循环，改善盆腔充血的情况，同时有利于改善盆底肌肉功能，帮助毒素及经血排出。运动方式推荐轻柔的形体操、拉伸运动及轻体力瑜伽等。

 月经病如何进行调养？

市面上有很多中药保健品，如三七粉、藏红花、玫瑰花、阿胶、固元膏等，那我们该如何进行选择？上面我们已经说了，中医治病注重辨证论治，在进补方面同样是如此。补益类药物并非适宜所有人群，应根据人体体质而定。

（1）气虚者：症见经量多或少、月经提前或滞后、闭经、子宫脱垂，合并有神疲乏力，一动出汗多，气短，大便偏稀，带下清稀等。

1）精神起居调摄方面：思虑过度则耗气伤神，平时应少思少虑。四季起居有常，免受外邪侵袭。

2）饮食调养：宜食用具有补气健脾和胃的食物，如糯米、小米、大麦、山药、大枣、香菇、鸡肉、牛肉、鲫鱼等。

3）药物养生：需在大夫指导下口服补气类药物，如人参、山药、党参、黄芪等。或食用药膳人参莲肉汤、黄芪鸡汤等。

4）中医理疗：针刺、温灸关元，可补肾培元，通调冲任；三阴交能补脾胃、益肝肾、调气血；气海能益气和血。全腹顺时针摩法5分钟，再以掌置关元震颤3分钟。

5）体育锻炼：气虚者身体较虚弱，不适合活动量过大，宜选择活动量小的运动方式，如散步、慢跑或练坐式的功法，以强壮身体，补充元气。

（2）血虚者：症见经量少、月经滞后或闭经，合并有面色苍白或发黄、指甲色淡、头晕眼花、手足麻木等。

1）精神起居调摄方面：血虚之人，时常因血不养心而出现精神不振、失眠、健忘、注意力不集中，故应振奋精神，当心绪不佳时可听一听音乐，欣赏下戏曲，观赏幽默的相声小品等。起居上，注意适当休息，尤其避免过度用脑劳心，防止阴血暗耗。尤其注意眼睛的休息和保养，防止过度用眼而耗伤气血。

2）饮食调养：食用具有养血补血功效之物，如黑木耳、黑米、胡萝卜、瘦猪肉、乌骨鸡、猪血、猪肝、甲鱼、海参、桑椹、荔枝、松子等。

3）药物养生：需在大夫指导下口服补血类药物，如阿胶、当归、何首乌、黄精、仙鹤草等或代茶饮（白芍、当归、熟地黄）。

4）中医理疗：针灸治疗原则为调补气血，温养冲任，常用穴是关元、足三里、三阴交，三穴合用可使气血充足，胞宫得养，冲任自调。直擦背部督脉，横擦左侧背部，以透热为度。摩腹时加揉中脘，按揉脾俞、胃俞、足三里，每个穴位 2 分钟最为适宜。

5）体育锻炼：应选择动作柔和的运动，如散步、太极拳、八段锦等。

（3）阳虚者：症见痛经、经量少，宫寒不孕合并面色苍白、四肢怕冷、腰膝酸冷、小便清、夜尿多、常自汗出等。

1）精神起居调摄方面：阳气不足之人常表现出情绪不佳，精神萎靡不振，要善于调整自己的感情，消除或减少不良情绪的影响。起居上，冬季避寒就温，每天进行 20~30 分钟日光浴，提高适应冬季严寒气候的能力。

2）饮食调养：多食壮阳的食物，如羊肉、狗肉、鹿肉、鸡肉等。

3）药物养生：需在大夫指导下口服补阳药物，如右归丸、附子汤、温脾汤、鹿茸等。

4）中医理疗：针灸治疗原则为补益肾气，常用穴是关元、肾俞、太溪、三阴交。关元可调补肝脾肾，温下元之气；肾俞可补益元气，培肾固本；太溪可滋阴补肾；三阴交可健脾疏肝补肾；诸穴合用可补益肾气。直擦背部督脉，横擦腰部肾俞、命门，以透热为度；按揉血海、三阴交，每穴 1 分钟最为适宜。

5）体育锻炼：选择暖和天气加强体育锻炼，如散步、慢跑、太极拳、五禽戏、八段锦、球类活动和各种舞蹈活动等。

（4）阴虚者：症见月经提前、更年期合并有心烦失眠、潮热盗汗、口咽少津、皮肤干燥、手足心热、身体消瘦、易脱发、便干等。

1）精神起居调摄方面：应遵循"恬淡虚无、精神内守"之养生大法，养成沉着、冷静的习惯，少参加有胜负输赢的文娱活动。此外应节制房事。起居上，注意避暑，因为暑气易伤津。

2）饮食调养：宜用芝麻、糯米、蜂蜜、乳品、甘蔗、蔬菜、豆腐、鱼类等清淡食物，可用燕窝、银耳、海参、蟹肉、冬虫夏草、老雄鸭等滋养阴血；并可选择药膳百合粥、枸杞粥、桑椹粥、山药粥增强体质。少食辛辣刺激之品。

3）药物养生：需在大夫指导下选用滋阴清热、滋养肝肾之品，如女贞子、五味子、玉竹、沙参、麦冬、桑椹、龟甲等，常用中成药如左归丸、六味地黄丸、大补阴丸等或代茶饮（百合、麦冬、玄参）。

4）中医理疗：针灸治疗原则为调补冲任，常用穴是关元、足三里、归来。关元可补下焦真元化生精血；足三里健脾胃之气化生气血；归来具有活血调经作用。按揉大椎，并擦该部以透热为度；点按曲池、神门各1分钟，搓擦涌泉1分钟。

5）体育锻炼：运动以太极拳、八段锦等较为合适。

（5）肝郁者：症见经前乳房胀痛、头痛、月经滞后合并有胸闷不舒、经常叹气、皮肤发黄、心烦易怒、多梦等。

1）精神起居调摄方面：应主动寻求快乐，多参加社会活动、集体娱乐活动，常看喜剧、相声等欢乐节目。起居有常，生活规律，居室明朗，衣着宽松舒适。

2）饮食调养：应选理气解郁、调理脾胃功能的食物，如大麦、荞麦、高粱、刀豆、蘑菇、豆豉、柑橘、萝卜、洋葱、苦瓜、丝瓜、玫瑰、菊花等。少食酸性敛涩之物，如乌梅、南瓜、泡菜、石榴、杨梅、酸枣、柠檬等。

3）药物养生：需在大夫指导下选用疏肝理气药物，如香附、乌药、茴香、青皮、郁金，适当加以活血类药物。平素可饮用玫瑰花茶、菊花茶或代茶饮（香附、麦冬、白芍）。

4）中医理疗：针灸治疗原则为调神疏肝，理气解郁，常用穴是百会、印堂、神门、太冲、内关、膻中。点按膻中1分钟，按揉章门、期门，并搓擦两胁肋。

5）体育锻炼：尽量增加户外活动，可坚持大量的运动锻炼，可以很好地发泄情绪，如跑步、登山、游泳、打球、武术等。伴有焦虑状态的，宜选太极拳、五禽戏。

（6）血瘀者：症见经血颜色暗、血块多，痛经合并有形体消瘦，面色暗，皮肤易有瘀血斑、干燥，舌苔上有紫斑等。

1）精神起居调摄方面：要培养乐观情绪，精神愉快则气血通畅。注意动静结合，避免寒凉刺激。

2）饮食调养：应选用有健胃、行气、活血化瘀功效的食物，如鸡内金、陈皮、黑豆、山楂、黑木耳、平菇、洋葱、韭菜、茴香、香菇、茄子、油菜、玫瑰花、红糖、黄酒、葡萄酒等。

3）药物养生：需在大夫指导下适量食用三七粉、藏红花、丹参、山楂、川芎、当归等。

4）中医理疗：针灸治疗原则为行气活血，调经止痛，常用穴是中极、三阴交、地机、次髎、十七椎。可自行按揉气海、关元、三阴交通调气血。

5）体育锻炼：应采用中小负荷、多次数健身锻炼方式，如易筋经、太极拳、太极剑、五禽戏及各种舞蹈，步行健身法，徒手健身操等，使全身经络、气血通畅，五脏六腑调和。

（7）痰湿者：症见月经后期、闭经合并有形体肥胖，神倦、懒动、嗜睡，口中黏腻，胸脘痞闷，带下过多，小便不利或浑浊，大便溏泄等。

1）精神起居调摄方面：适当增加社会活动，培养兴趣爱好，合理安排工作及休息。不宜住在潮湿的环境中。

2）饮食调养：少食肥甘厚味，如油炸食品、肥肉等；多食具有健脾利湿、化痰祛湿的食物，如萝卜、荸荠、紫菜、海蜇、枇杷、扁豆、薏苡仁、赤小豆、蚕豆、山药等。

3）药物养生：痰湿的形成与肺脾肾关系密切，要在大夫指导下，重点调补此三脏。因肺失宣降，则宣肺化痰，方选二陈汤；脾不健运，则健脾化痰，方选六君子汤或香砂六君子汤；肾虚不能制水，则温阳化痰，方选金匮肾气丸。

4）中医理疗：可选择中医埋线、针灸、耳穴等方法进行化痰祛湿。

5）体育锻炼：痰湿体质，多形体肥胖，肢体困重，故应长期坚持体育锻炼，散步、慢跑、球类、武术、八段锦、五禽戏、各类舞蹈，均可选择。活动量逐渐加大加强。气功方面，以站桩功、保健功、长寿功为宜。

现代人生活节奏快，压力大，经常熬夜，易疲劳，常常处于亚健康或抑郁状态，所以大家平时可通过有规律地锻炼，提升正气，抵御外邪。当然，中医辨证论治还远不止这些，建议还是去专业大夫那里求医，避免进补调养不成，反而导致疾病发生。

5 刚来月经的少女有哪些注意事项？

（1）心态：月经来潮是女性青春期发育的标志，是女性必经的阶段，应保持平常心去看待这件事情，减少不必要的紧张、羞涩。

（2）卫生情况：勤换内衣、内裤，定期对内裤进行杀菌消毒以及定期更换新内裤，勤换卫生用品，勤清洗外阴。

（3）加强保暖，不要剧烈运动：经期一定要注意保暖，不要淋雨或洗冷水澡，不要吃冷饮，也不要穿露脐装。经期一般不影响正常的学习，但应避免剧烈运动，如跑步、双杠、游泳等，需保持充足的睡眠，有助于增强机体抵抗力，减少经期不适。

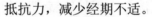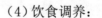

（4）饮食调养：

1）三不原则：青春期女孩子由于体内荷尔蒙激素分泌的改变，为适应身体的快速发育，需要摄取大量营养物质。在这一阶段，尤其要注意营养的均衡，尽量做到不偏食、不挑食、不过食，满足身体发育需要的同时，避免营养过剩引起的肥胖。应该多食用富含优质蛋白、高维生素的食物，如牛奶、鱼虾、蔬菜水果、瘦肉等；少食油腻、高糖分、高热量食物，如黄油、甜品等。

2）多补铁，少贫血："出血期间不能补血"是常见的一种错误认识，要知道出血多可能会导致贫血，更应注意合理补血。而铁是合成血红蛋白的重要原料，补血首应补铁。尤其是青春期发育，大姨妈来访，周期不固定，家长更应该尽量给孩子食用一些富含铁质的食物以免贫血，如猪肝、猪血、胡萝卜、猕猴桃等，非经期还可少量食用红枣。如果已经出现贫血，纠正贫血的关键还是要尽早补铁。

3）冷饮不忌，经期受罪：月经初形成阶段，寒凉刺激易导致子宫收缩，引起经期痛经、经量少甚至可能闭经。经期包括经前期应尽量食用温热的食物，如白菜、瘦肉、胡萝卜等，避免食用西瓜、黄瓜、冷饮等。对于痛经、经期有血块的女孩子，不光是经期和经前期，平常就要避免生冷食物，注意保暖。

参考文献

[1] 谈勇. 中医妇科学 [M]. 新世纪第四版. 北京：中国中医药出版社，2016.

[2] 肖承悰. 中医妇科临床研究 [M]. 北京：人民卫生出版社，2009.

[3] 中华医学会妇产科学分会妇科内分泌组. 异常子宫出血诊断与治疗指南 [J]. 中华妇产科杂志，2014，49(11)：801-806.

[4] 郎景和，冷金花，邓姗，等. 左炔诺孕酮宫内缓释系统临床应用的中国专家共识 [J]. 中华妇产科杂志，2019，54(12)：815-825.

[5] 程利南，狄文，丁岩，等. 女性避孕方法临床应用的中国专家共识 [J]. 中华妇产科杂志，2018，53(07)：433-447.

[6] 中国中西医结合学会妇产科专业委员会. 子宫内膜异位症中西医结合诊治指南 [J]. 中国中西医结合杂志，2019，39(10)：1169-1176.